五十肩的診斷與物理治療

五十肩代表性障礙
檢查評估＆介入治療方法

執筆 **赤羽根 良和**

U0072896

五十肩的診斷與物理治療

出　　　版／楓葉社文化事業有限公司
地　　　址／新北市板橋區信義路163巷3號10樓
郵 政 劃 撥／19907596　楓書坊文化出版社
網　　　址／www.maplebook.com.tw
電　　　話／02-2957-6096
傳　　　真／02-2957-6435
作　　　者／赤羽根 良和
翻　　　譯／黃品玫
企 劃 編 輯／陳依萱
校　　　對／黃薇霓
港 澳 經 銷／泛華發行代理有限公司
定　　　價／560元
出 版 日 期／2021年8月

國家圖書館出版品預行編目資料

五十肩的診斷與物理治療 / 赤羽根 良和
作；黃品玫翻譯. -- 初版. -- 新北市：楓
葉社文化事業有限公司, 2021.08
面；　公分

ISBN 978-986-370-309-9（平裝）

1. 冷凍肩　2. 運動療法

416.613　　　　　　　　110009220

序章

第1章　關於肩關節的基礎知識
1.凹凸的法則（以肩肱關節為例）
2.組成肩關節的組織（肩關節複合體）
3. 肩關節的關節活動度確認與評估
4. 與肩肱關節的穩定性相關的組織
5. 第二肩關節的功能
6. 與肩胛胸廓關節的穩定性、運動性相關的組織
彙整

第2章　對五十肩造成影響的肌肉功能與其評估
1.肩肱關節周圍的肌肉功能與其評估
2.肩胛胸廓關節周圍的肌肉功能與其評估
彙整

第3章　關於五十肩的病狀
1.五十肩的概念
2.五十肩的病期分類
3.五十肩的病狀機轉
4.五十肩治療的思維
彙整

第4章　疼痛期的治療思維與運動治療的實務
1.疼痛期治療的目的
2.疼痛期的應對
3.疼痛期注射治療及藥物治療的成效
4.疼痛期物理治療的思維
5.疼痛期需注意的日常生活動作
6.疼痛期的運動治療
7.居家運動
彙整

第5章　攣縮期的治療思維與運動治療
1.攣縮期的治療目的
2.攣縮期的應對
3.攣縮期注射治療及藥物治療的成效
4.攣縮期物理治療的思維
5.攣縮期需留意的日常生活動作
6.攣縮期的運動治療
7.居家鍛鍊
彙整

第6章　緩解期的治療思維與運動治療
1.緩解期的治療目的
2.緩解期的應對
3.緩解期的注射治療及藥物治療的成效
4.緩解期物理治療的思維
5.緩解期需留意的日常生活動作
6.緩解期的運動治療
7.居家鍛鍊
彙整

參考文獻

推薦

我很榮幸能夠為赤羽根良和治療師所執筆的書籍《五十肩的評估與運動治療》撰寫推薦。

這次的主題五十肩是中高年齡層格外常見的疾病，可說是繼退化性腰痛疾病、膝骨關節炎等在中高年齡層特有的疾病。亦相當適應復建，無論隸屬何種醫療機構，可說是必定會遇到的疾病吧。

不過說到日本的現狀，特別是物理治療師、職能治療師，即使在校時學習肩關節的功能解剖，也很少習得其評估法與治療技術，在臨床實習上也幾乎不會負責治療病人。因此，許多年輕的醫療人員負責肩關節及肩關節疾病時，除了處方的治療計畫以外，似乎經常遇見「不知道該做什麼較好」、「好困難」等情況。

肩關節是其結構中的軟組織所占比例高的關節。因此肩關節疾病的症狀，除了構造異常，經常是由功能異常而引起，肩關節疾病對運動治療的適應與成效極高。

此時，該如何評估肩關節疾病中最為常見的五十肩的功能異常呢？對於該功能異常要進行何種治療呢？關於此點，我認為必須有本記載該理論與實踐方法、專為年輕醫療人員所寫的書籍。基於這個緣由，我便試著向赤羽根老師提出無理的要求：「提到五十肩的治療，你是否能夠寫一本年輕的醫療人員『只要看了這本書，便可導出結果』的書呢？」對於這個問題，得到了「請務必交給我」讓人心安的話，因此便由我寫了這次的推薦。

雖然原本認為這是個難題，當我實際閱讀收到的原稿後，感到如釋重負。「確實符合臨床實務」，以及「即便為年輕醫療人員也能夠導出結果」，我感受到這本書便是如此完成了。這本書傳達了如赤羽根治療師般名副其實的臨床人員擁有的知識與技術，若能讓更多的醫療人員閱讀，並且成為幫助更多患者恢復笑容的基石，將令人無比開心。同時我也打從心底相信，必定會如此實現吧。

運動與醫學出版社　代表取締役社長
Conditioning-lab所長
園部　俊晴

目次

五十肩的評估與運動治療

你也一定能夠治好！

序章 ⋯⋯⋯⋯⋯⋯⋯⋯⋯⋯⋯⋯⋯⋯⋯⋯⋯⋯⋯⋯⋯⋯⋯⋯⋯⋯⋯⋯⋯⋯⋯ 1

第1章　關於肩關節的基礎知識 ⋯⋯⋯⋯⋯⋯⋯⋯⋯⋯⋯⋯⋯ 7
　1. 凹凸的法則（以肩肱關節為例） ⋯⋯⋯⋯⋯⋯⋯⋯⋯⋯⋯⋯⋯ 8
　2. 組成肩關節的組織（肩關節複合體） ⋯⋯⋯⋯⋯⋯⋯⋯⋯⋯ 10
　　1）肩關節的骨骼構造與軟組織 ⋯⋯⋯⋯⋯⋯⋯⋯⋯⋯⋯⋯⋯ 11
　　2）肩關節的解剖學關節 ⋯⋯⋯⋯⋯⋯⋯⋯⋯⋯⋯⋯⋯⋯⋯⋯ 18
　　3）肩關節的功能學關節 ⋯⋯⋯⋯⋯⋯⋯⋯⋯⋯⋯⋯⋯⋯⋯⋯ 20
　　4）旋轉肌間隔周圍的解剖 ⋯⋯⋯⋯⋯⋯⋯⋯⋯⋯⋯⋯⋯⋯⋯ 22
　3. 肩關節的關節活動度確認與評估 ⋯⋯⋯⋯⋯⋯⋯⋯⋯⋯⋯⋯ 24
　　1）特有的姿勢與運動方向 ⋯⋯⋯⋯⋯⋯⋯⋯⋯⋯⋯⋯⋯⋯⋯ 24
　　2）零號姿勢 ⋯⋯⋯⋯⋯⋯⋯⋯⋯⋯⋯⋯⋯⋯⋯⋯⋯⋯⋯⋯⋯ 29
　　3）複合運動 ⋯⋯⋯⋯⋯⋯⋯⋯⋯⋯⋯⋯⋯⋯⋯⋯⋯⋯⋯⋯⋯ 30
　4. 與肩肱關節的穩定性相關的組織 ⋯⋯⋯⋯⋯⋯⋯⋯⋯⋯⋯⋯ 31
　　1）靜態穩定組織 ⋯⋯⋯⋯⋯⋯⋯⋯⋯⋯⋯⋯⋯⋯⋯⋯⋯⋯⋯ 31
　　2）動態穩定組織 ⋯⋯⋯⋯⋯⋯⋯⋯⋯⋯⋯⋯⋯⋯⋯⋯⋯⋯⋯ 33
　5. 第二肩關節的功能 ⋯⋯⋯⋯⋯⋯⋯⋯⋯⋯⋯⋯⋯⋯⋯⋯⋯⋯ 35
　　1）肩關節上提時大結節的移動 ⋯⋯⋯⋯⋯⋯⋯⋯⋯⋯⋯⋯⋯ 35
　　2）第二肩關節的功能 ⋯⋯⋯⋯⋯⋯⋯⋯⋯⋯⋯⋯⋯⋯⋯⋯⋯ 36
　6. 與肩胛胸廓關節的穩定性、運動性相關的組織 ⋯⋯⋯⋯⋯ 37
　　1）肩關節的活動度增加 ⋯⋯⋯⋯⋯⋯⋯⋯⋯⋯⋯⋯⋯⋯⋯⋯ 37
　　2）肩胛區的運動性 ⋯⋯⋯⋯⋯⋯⋯⋯⋯⋯⋯⋯⋯⋯⋯⋯⋯⋯ 38
　　3）隨著肩關節運動的肩胛骨運動 ⋯⋯⋯⋯⋯⋯⋯⋯⋯⋯⋯⋯ 38
　　彙整 ⋯⋯⋯⋯⋯⋯⋯⋯⋯⋯⋯⋯⋯⋯⋯⋯⋯⋯⋯⋯⋯⋯⋯⋯⋯⋯ 40

第2章　對五十肩造成影響的肌肉功能與其評估 ⋯⋯⋯⋯ 41
　1. 肩肱關節周圍的肌肉功能與其評估 ⋯⋯⋯⋯⋯⋯⋯⋯⋯⋯⋯ 45
　　1）淺層肌肉 ⋯⋯⋯⋯⋯⋯⋯⋯⋯⋯⋯⋯⋯⋯⋯⋯⋯⋯⋯⋯⋯ 45
　　2）深層肌肉 ⋯⋯⋯⋯⋯⋯⋯⋯⋯⋯⋯⋯⋯⋯⋯⋯⋯⋯⋯⋯⋯ 53
　2. 肩胛胸廓關節周圍的肌肉功能與其評估 ⋯⋯⋯⋯⋯⋯⋯⋯⋯ 62
　　1）淺層肌肉 ⋯⋯⋯⋯⋯⋯⋯⋯⋯⋯⋯⋯⋯⋯⋯⋯⋯⋯⋯⋯⋯ 63
　　2）深層肌肉 ⋯⋯⋯⋯⋯⋯⋯⋯⋯⋯⋯⋯⋯⋯⋯⋯⋯⋯⋯⋯⋯ 66
　　3）影響上臂、肘關節的肌肉 ⋯⋯⋯⋯⋯⋯⋯⋯⋯⋯⋯⋯⋯⋯ 72
　　彙整 ⋯⋯⋯⋯⋯⋯⋯⋯⋯⋯⋯⋯⋯⋯⋯⋯⋯⋯⋯⋯⋯⋯⋯⋯⋯⋯ 77

第3章　關於五十肩的病狀 ···················· 79

1. 五十肩的概念 ·· 80
　1）影像診斷 ·· 80
　2）物理診斷 ·· 80
2. 五十肩的病期分類 ···································· 81
3. 五十肩的病狀機轉 ···································· 82
　1）肩關節前上側組織損傷的病狀與病期 ·········· 84
　2）第二肩關節障礙的病狀及病期 ················· 85
　3）肩胛胸廓關節、軀幹功能降低的病狀與病期 ··· 86
4. 五十肩治療的思維 ···································· 87
　1）運動治療的思維 ··································· 87
　2）其他治療法 ··· 87
彙整 ·· 87

第4章　疼痛期的治療思維與運動治療的實務 ···· 89

1. 疼痛期治療的目的 ···································· 90
2. 疼痛期的應對 ··· 91
3. 疼痛期注射治療及藥物治療的成效 ··············· 91
　1）注射治療 ·· 91
　2）藥物治療 ·· 91
4. 疼痛期物理治療的思維 ······························ 92
5. 疼痛期需注意的日常生活動作 ······················ 92
6. 疼痛期的運動治療 ···································· 94
　1）放鬆 ··· 94
　2）肩胛胸廓關節的牽張 ····························· 98
7. 居家運動 ·· 100
　1）放鬆 ··· 100
　2）肩胛胸廓關節的運動 ····························· 106
　3）意識肩肱關節律的鍛鍊 ··························· 108
彙整 ·· 110

第5章　攣縮期的治療思維與運動治療 ··········· 111

1. 攣縮期的治療目的 ···································· 112
2. 攣縮期的應對 ··· 113
3. 攣縮期注射治療及藥物治療的成效 ··············· 113
4. 攣縮期物理治療的思維 ······························ 114
5. 攣縮期需留意的日常生活動作 ······················ 114
6. 攣縮期的運動治療 ···································· 114
　1）放鬆 ··· 114
　2）牽張 ··· 120

7. 居家鍛鍊 ·· **126**

　　1）鍛鍊的順序 ·· 126

　　2）攣縮期進行的居家鍛鍊 ·· 126

　　3）針對肩胛胸廓關節周圍肌肉的鍛鍊 ··························· 138

彙整 ··· **140**

第6章　緩解期的治療思維與運動治療 ····················· 141

1. 緩解期的治療目的 ··· 142

2. 緩解期的應對 ··· 142

3. 緩解期的注射治療及藥物治療的成效 ···································· 143

4. 緩解期物理治療的思維 ·· 143

5. 緩解期需留意的日常生活動作 ·· 143

　　1）日常生活中需要的肩關節活動度 ································ 144

　　2）緩解期的運動動作 ·· 148

6. 緩解期的運動治療 ··· 149

7. 居家鍛鍊 ·· 156

　　1）目的為擴大上提活動度的鍛鍊 ·································· 156

　　2）目的為擴大水平屈曲活動度的鍛鍊 ··························· 157

　　3）目的為擴大綁頭髮動作活動度的鍛鍊 ························ 158

　　4）目的為擴大內收活動度的鍛鍊 ·································· 159

　　5）目的為擴大手伸向腰背活動度的鍛鍊 ························ 160

　　6）目的為擴大外旋活動度的鍛鍊 ·································· 161

彙整 ··· **162**

參考文獻 ··· **164**

序章

感謝你翻閱《五十肩的評估與運動治療》。

話說回來，你是否對於五十肩的患者感到棘手呢？

我就先說結論吧。

只要閱讀完此書，反覆進行臨床作業，大部分的五十肩治療都可能獲得成效。

為什麼我能夠如此誇口呢？那是因為我本身為肩關節疾病的物理治療煩惱不已，接著導出的答案便是「能夠基於功能解剖學進行論理性的說明」。

在學校絕對無法學到這種「說明」。同時，教育現場與臨床現場的歧異也讓許多年輕的治療師感到困惑，如同找尋青鳥般，為了求得魔法般的治療方法而參加講座。不過，光這麼做並無法得到結果。現在，陳列於書店的五十肩書籍，以及網路上搜尋到的治療方法中，可找到「只要做這種體操就能治好五十肩」、「只要服用這種營養食品就能治好五十肩」等魔法般的內容。那麼，你是否也有對患者嘗試這些內容過呢？

雖然這些治療方法與病情吻合的情況，的確能獲得成效，但與病情不一致的情況，成效將出現個人差異，也是不爭的事實。也就是說，幾乎每種疾病都帶有各種不同的病情，疾病的發生機轉也迥異，因此每個人身上的病情可說各不相同。意即，要明確每位患者的疾病所發生的機轉，若不因應病情選擇治療方法，便無法獲得治療成效，並不存在可適應所有病期及病情、魔法般的治療方法。

譬如，在你眼前有位表示「所謂五十肩」疼痛的人。這個人對於自己的肩膀疼痛做了許許多多的調查，先不論資訊是否正確，對方具有許多知識。你本身能夠面對這個人，擬定物理治療策略，仔細說明，並展開物理治療嗎？

具體而言……

「能夠判斷應該保持安靜與說明嗎？」

「能夠判斷應該開始積極運動治療與說明嗎？」

「能夠判斷疼痛的病灶與說明、應對嗎？」

「能夠因應病期進行運動指導嗎？」

「能夠因應病情擬定物理治療策略嗎？」

「能夠對姿勢給予建議嗎？」

「能夠對患者說明治療過程嗎？」

便是諸如此類的內容。

我希望現在拿起此書的你，能夠成為可如此詳細說明的醫療人員，為此我將所需的五十肩知識與治療方法，「基於功能解剖學」進行理論性的描述。因為很重要，我要再說一次。

你只要閱讀完此書，反覆進行臨床作業，大部分的五十肩治療都可能獲得成效。

誠如各位所知，骨科醫師會根據影像診斷（X光、超音波影像診斷、MRI等儀器做病期分類及病情視覺化的檢查）和物理診斷（活動範圍、力的程度、誘發疼痛的檢查等篩選病期及病情的檢查）等評估來診斷疾病，用這些方式逐漸找出病期及病情，選擇最有效的治療方法。

接著，「所謂五十肩」的治療方法，有藥物治療、物理治療、運動治療、針灸治療等，若醫師選擇運動治療的情況，我們物理治療師就必須負起責任應對。此時，若物理治療師沒有掌握病情、確實提出建議及擬定治療策略，不僅無法獲得治療成效，也將難以建立信任關係，或許你已經經歷過這種情況了（我也一樣）。

我成為物理治療師已20年有餘，在這段期間遇到許多肩周炎的患者，進而實施物理治療。世人一般將肩周炎視為五十肩，不論男女，40歲～50多歲的族群皆可能發病。簡單說是五十肩，實際上是當事人沒有自覺的情況下對肩關節周圍組織施加機械性應力（扭轉力、剪應力、壓縮力等）的結果，出現了肩關節周圍部位的疼痛與關節活動度受限。同時，也有人認為五十肩經過6個月到2年左右便會自然痊癒，許多人都打從心底認為放著不管也會治好。不過，由於治癒期間受到炎症的程度及當事人的自然治癒能力大幅左右，放著不管會產生害處，也是不爭的事實。

那麼，日本一直以來用「所謂五十肩」來描述是有原因的。若用醫學的角度解釋一般人所認知的五十肩，五十肩就是學名（generic name），並非表示特定病情的病名。當然，肩周炎也並非為表示特定病情的疾病，而是旋轉肌神炎、肩峰下滑液囊炎、肱二頭肌長頭肌腱炎等疾病的總稱。

學名五十肩的定義為「把肩膀疼痛在經過某段期間後將治癒當作前提，此時回顧後，首次應當診斷為五十肩的疾病」。意即，前提為區別（rule out，指排除）五十肩與其他肩關節疾病，做出「應為五十肩」的診斷。

　　這種五十肩的病期分為疼痛期、攣縮期、緩解期三期，一般認為經過這個過程後便會痊癒（圖1）。不過，這段期間有個人差異，從好幾個星期到好幾個月不等，範圍並不小。

　　根據我的臨床經驗，大部分的五十肩，從脫離炎症造成的疼痛期，對於日常生活動作不再有影響的情況時，許多當事人便感覺已經治好了。不過脫離疼痛期後，也有人仍殘留強烈的疼痛及關節活動度受限。因此，實施五十肩的物理治療時，要點在於控制炎症造成的疼痛與改善在日常生活造成問題的關節功能障礙兩點。而此要點正是「基於功能解剖學進行理論性的說明」，因而在臨床實務上能夠理論性進行物理治療。

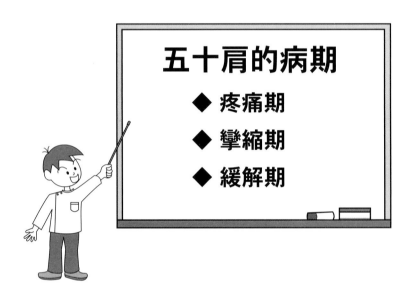

圖1：五十肩的病期

疼痛期為肩關節周圍組織發炎，疼痛嚴重的時期。
攣縮期為即使炎症有所改善，肩關節周圍組織變僵硬，確認活動度受限的時期。
緩解期為攣縮逐漸減緩，關節活動度逐漸增加的時期。

就像這樣，五十肩隨著老化而發作。由於發生組織退化及器質性的變化，喪失了原本的功能和性質。由於在肩關節，肌肉、肌腱、韌帶的彈性及肩峰下滑液囊的柔軟度受損，造成旋轉肌袖功能降低，因此容易在肩關節周圍組織產生炎症，有時會惡化成身體障礙。

你可知出現這種炎症的情況，與並非如此的情況有何差異嗎？我認為，配合關節的功能降低而順利改變環境及生活方式的人，由於活動肩關節時不會對其施加壓力，因此不會發生炎症。

接著，這是在五十肩物理治療策略上重要的思維。意即，不要認為肩關節功能的恢復會有如同20歲一般的功能恢復。

由於五十肩是基於組織退化及器質性變化而發生的，因此必須牢記組織的返老還童及恢復原狀並非治療目的而擬定物理治療策略。同時，也必須注意各病期中肩關節的活動。譬如，在疼痛期要盡可能避免活動肩關節，以鎮靜炎症為最優先事項。

現況是不僅五十肩，有各種不同的疾病也缺乏用何種方法才能治好的明確基準，而許多人似乎在疼痛消失的時間點就認為治好了。由於缺乏明確基準，每個人所要求的當然也有所不同，我認為重要的是首先可回應當事人一開始的需求。譬如「想治好夜間痛」、「想舉起手臂時不會痛」、「想要能夠自行穿內衣」等。

接著從下一頁起，為了回應五十肩患者的需求，便基於功能解剖學進行論理性的說明。希望此書對你而言，能夠成為日後五十肩物理治療策略的幫助。

佐藤骨科　物理治療師　赤羽根良和

第1章

關於肩關節的基礎知識

第1章　關於肩關節的基礎知識

　　除了五十肩，基於功能解剖學對肩關節疾病進行治療，關於肩關節的基礎知識是不可或缺的。許多年輕的醫療人員有執著於治療手法的傾向，不過筆者認為，具有更多功能解剖的知識與正確的評估技術要重要許多。要說原因，是因為若能夠基於功能解剖學進行評估，便能自然地決定治療方法，正因為了解治療部位，治療技術亦能夠日日有所改善。基於前述，第1章將對於治療五十肩所需的「關於肩關節的基礎知識」進行解說。

1.凹凸的法則（以肩肱關節為例）

　　關節是遵循凹凸法則決定關節內的活動，肩肱關節的肱骨頭呈現凸狀，肩胛骨關節窩呈現凹狀的結構（**圖1**）。

　　肩關節的屈曲及外展運動，依據凹凸的法則，凸側往凹側的下方產生滑動的運動。也就是說，肱骨頭往肩胛骨關節窩的下方產生滑動的運動*。另一方面，在肩關節伸展及內收運動時，肱骨頭往肩胛骨關節窩的上方產生滑動的運動。經常一邊想像這種關節內的運動，一邊評估與治療，是非常重要的。

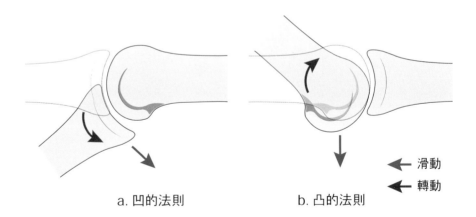

a. 凹的法則　　　　　　b. 凸的法則

滑動
轉動

圖1：關節的凹凸法則

a：凹的關節面活動時，轉動與滑動的方向相同。譬如在肩關節將肩胛骨往上提方向
　　移動的情況，肩胛骨的轉動與滑動的方向相同。
b：凸的關節面活動時，轉動與滑動的方向相反。譬如在肩關節將肱骨往外展方向移
　　動的情況，肱骨的轉動與滑動的方向相反。

---

*肩關節上提時，肱骨頭對關節窩產生往下方的滑動運動，不過同時也產生旋轉運動。因此嚴格來說，關節面的接觸
面會稍微往上方移動，必須了解這點。

同時如圖2所示，在肩肱關節中，由於肱骨頭比起肩胛骨關節窩的橫徑較長，呈現不穩定的構造。因此，具有遵循凹凸法則的關節內活動意象，同時深入了解與穩定性有關的組織及骨頭構造而移動肩關節，是非常重要的。

狹義上，肩關節意指肩肱關節，廣義上則需理解為包含軀幹在內的多關節複合體。這種肩關節複合體，分為如肩肱關節具有包覆關節的滑膜及關節囊的「解剖學上的關節」，與如肩胛胸廓關節並不具有包覆關節的滑膜及關節囊的「功能學上的關節」（圖3）。

解剖學上的關節和功能學上的關節，所被要求的功能皆為「運動性」與「支撐性」，「運動性」指關節活動性，「支撐性」指不偏離正常關節軸軌道的功能。主要由軟組織承擔每種作用，而這種「運動性」與「支撐性」的基礎知識，是正確評估、治療五十肩時所需的資訊來源。

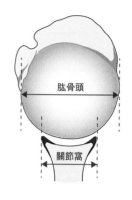

圖2：關節的基本構造（例：肩肱關節）

肱骨頭與肩胛骨關節窩相比，橫徑較長，呈現不穩定的構造。

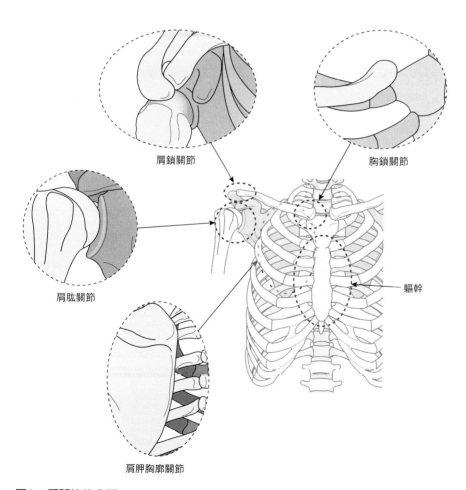

肩鎖關節

胸鎖關節

肩肱關節

軀幹

肩胛胸廓關節

圖3：肩關節的分類

肩關節分為具有包覆關節的滑膜及關節囊的「解剖學上的關節」，
與不具有包覆關節的滑膜及關節囊的「功能學上的關節」。

2.組成肩關節的組織（肩關節複合體）

　　肩關節具有成為支柱的肱骨、肩胛骨、鎖骨，分為解剖學上的關節與功能學上的關節，個別執行獨特的運動。為了順利做出這種運動，需具備下述的兩種條件。其一為關節吸附（關節內的負壓正常）的現象所產生的關節軸（圖4）。其二為關節軸隨著關節運動出現微妙的變動（圖5）。

　　首先請務必理解，肩關節經常需要滿足此兩種條件，同時由運動性與支撐性形成。若出現造成關節內壓異常的炎症，以及運動伴隨而來的關節軸變動，將無法滿足此兩種條件，是為功能障礙及疼痛發生的原因。因此，擬定滿足此兩種條件的物理治療策略，是我們醫療人員所需要的能力，接著說明所需的解剖學知識。

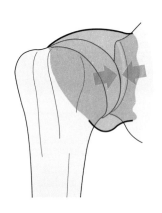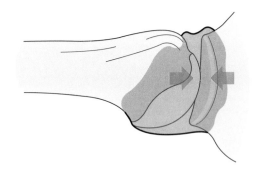

圖4：關節軸

正常的關節內負壓造成關節的吸附，形成關節軸。

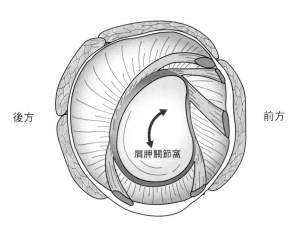

後方　　　　　　　　　　肩胛關節窩　　　　　　　　　前方

圖5：關節軸的軌跡

紅色箭頭表示肩關節的屈曲與伸展運動時關節軸的軌跡。必須牢記關節軸就像這樣隨著關節運動而有所變動。

1）肩關節的骨骼構造與軟組織

肩關節的骨骼構造，由成為支柱的肱骨、肩胛骨、鎖骨以及擔任運動性和支撐性的軟組織所構成。此處應注意的重點，就是軟組織的伸縮度將隨著肩關節的位置大幅度變化。因此，必須將解剖的知識銘記於心，正確掌握各自的位置關係。此外，在臨床上，一邊想像肩關節不同姿勢下每個軟組織的狀態，一邊實施運動治療是很重要的。

①肱骨的特徵

呈現半圓球形狀的肱骨頭位於肱骨的近端（圖6）。肱骨頭的稍遠處是肱骨頸部，關節囊便附著於此處（圖7）。而在一旁稍遠處，從內側依順序分別是小結節、二頭肌溝、大結節（圖6）。而位於肱骨頸的一部分關節囊，具有肥厚的皺褶狀纖維，形成肩盂肱韌帶（GHL）（圖8）。

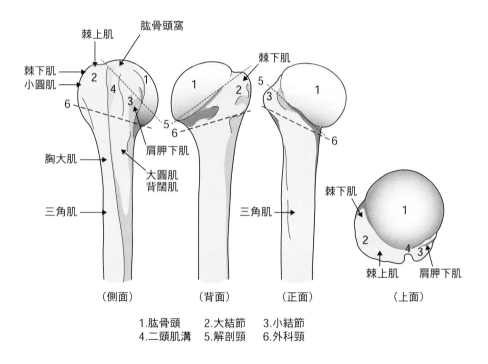

1.肱骨頭　2.大結節　3.小結節
4.二頭肌溝　5.解剖頸　6.外科頸

圖6：肱骨近端的特徵

肱骨近端由肱骨頭、肱骨頸、外科頸、大結節、小結節所構成，而且有許多肌肉附著於此。

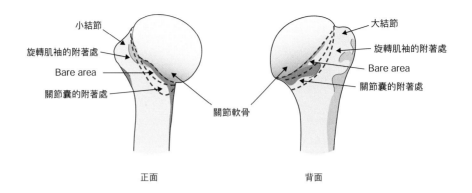

正面　　　　　　　　　背面

圖7：關節囊的附著處

關節囊在前方附著於從大、小結節近端往解剖頸的地方，在後方附著於bare area的外圍。

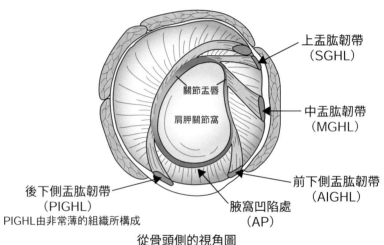

從骨頭側的視角圖

圖8：肩盂肱韌帶

關節囊的一部分為肥厚的皺褶狀纖維，稱作肩盂肱韌帶，在小結節上方的是上盂肱韌帶，在小結節內側的是中盂肱韌帶，在解剖頸前下緣的是前下側盂肱韌帶，在解剖頸後下緣則有後下側盂肱韌帶附著。

肩盂肱韌帶分為附著於小結節上方的上盂肱韌帶（SGHL）、附著於小結節內側的中盂肱韌帶（MGHL）、附著於解剖頸前下方的前下側盂肱韌帶（AIGHL）、附著於解剖頸後下方的後下側盂肱韌帶（PIGHL）（圖8）。肩盂肱韌帶為一部分肥厚的關節囊，根據肩關節的上提及旋轉角度，產生緊繃的部位並不同。

大結節分為上面、中面、下面等三面，依順序各自有棘上肌、棘下肌、小圓肌附著（圖9）。另外，喙肱韌帶（CHL）附著在大結節與小結節上（圖10）。

請務必了解，應用肩盂肱韌帶的知識進行評估、治療，在五十肩的治療上很重要。

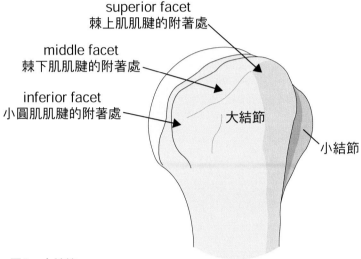

圖9：大結節

大結節分為上面（superior facet）、中面（middle facet）、下面（inferior facet）等三個面，依順序為棘上肌、棘下肌、小圓肌的附著部位。

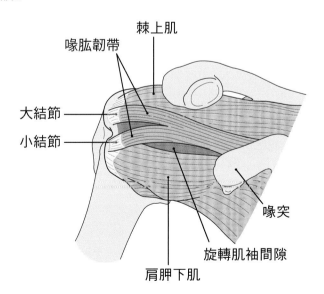

圖10：喙肱韌帶（CHL）

喙肱韌帶始於喙突的基部，延伸到棘上肌肌腱的上、下面與肩胛下肌肌腱的正、背面並且附著於此。

② 肩胛骨的特徵

位於背部的肩胛骨呈現扁平狀，關節窩與肱骨頭形成肩肱關節，肩峰與肩峰端形成肩鎖關節。此肩胛骨用2面（肋骨面、背面）、3緣（上緣、內側緣、外側緣）、3角（上角、下角、外側角）形容，有許多肌肉及韌帶附著於此。因此，肩胛骨的活動受到附著的軟組織功能大幅度的影響（圖11）。

肋骨面也被稱作肩胛下窩，肩胛下肌（圖12）附著於此。同時，背側面以肩胛棘為分界，上方稱作棘上窩，下方稱作棘下窩，棘上窩有棘上肌（圖13），而棘下窩有棘下肌（圖14）附著。

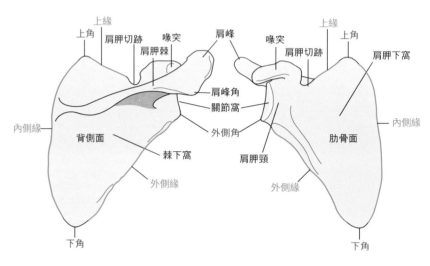

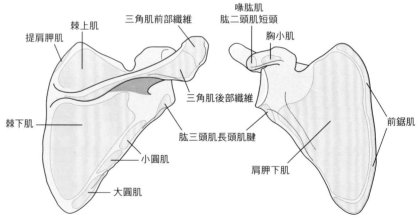

圖11：肩胛骨的解剖

肩胛骨的各部位以2面（肋骨面、背側面），3緣（上緣、內側緣、外側緣），3角（上角、下角、外側角）形容，有許多肌肉及韌帶附著於此。

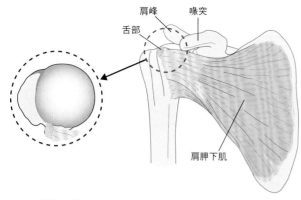

圖12：**肩胛下肌**

肩胛下肌廣泛附著於小結節到小結節的上面，一部分到達肱骨頭窩，這個區域稱作舌部。

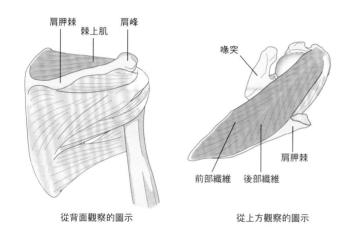

從背面觀察的圖示　　　　　　　從上方觀察的圖示

圖13：**棘上肌**

棘上肌朝向肌腹前緣的肌內腱聚集，止於大結節的最前方，一部分到達小結節。

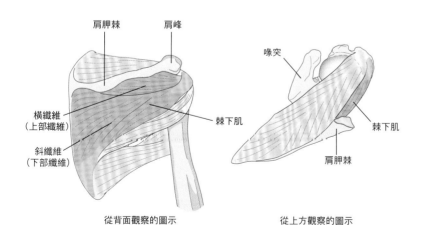

從背面觀察的圖示　　　　　　　從上方觀察的圖示

圖14：**棘下肌**

棘下肌分為橫纖維與斜纖維兩個部位，最為強韌的肌腱止處廣泛附著於大結節的前緣。

上緣的內側有喙突，胸小肌（圖15）、喙肩韌帶（圖10）、共同肌腱（肱二頭肌短頭）、喙肱肌（圖16）附著於此。內側緣以肩胛肌三角部為分界，上側有小菱形肌，下側有大菱形肌附著，且有前鋸肌附著於其肋骨面（圖17）。

外側緣從下側依順序有大圓肌、小圓肌、肱三頭肌長頭附著於此（圖18）。

在上角有提肩胛肌（圖17），下角有背闊肌的一部分（圖19），外側角有肱三頭肌長頭附著於此。

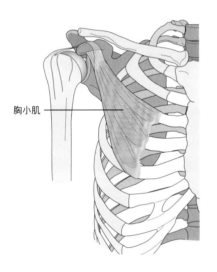

圖15：胸小肌

胸小肌附著於喙突，並分布至喙肩韌帶的表面，擴展至大結節及關節窩後上緣。

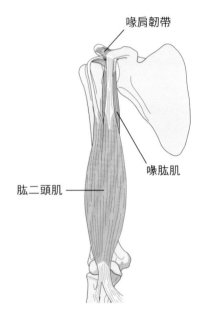

圖16：共同肌腱與喙肱肌

在喙突的前端，喙肩韌帶、肱二頭肌短頭、喙肱肌附著於此，後兩者為共同肌腱。

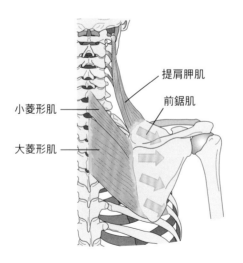

圖17：提肩胛肌、菱形肌與前鋸肌

在內側緣，提肩胛肌、菱形肌與前鋸肌附著於此，為互相牽引般的構造。

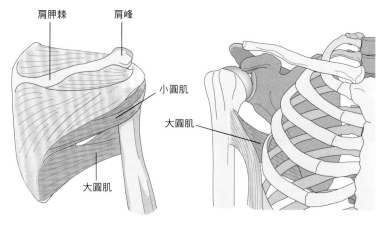

肩胛棘　　肩峰

小圓肌

大圓肌

大圓肌

從背面觀察的圖示　　　　　　　　從前面觀察的圖示

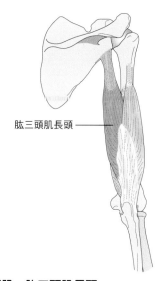

肱三頭肌長頭

圖18：小圓肌、大圓肌、肱三頭肌長頭

小圓肌與大圓肌附著於外側緣。此外，附著於外側緣的小圓肌為上部肌束，下部肌束附著於與棘下肌之間的膜上。同時，肱三頭肌長頭肌腱附著於外側角的關節下結節上。

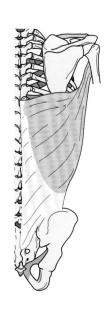

圖19：背闊肌

一部分背闊肌附著於下角。

③ 鎖骨的特徵

鎖骨呈現S狀。由肩峰端與肩峰構成的肩鎖關節為肩胛骨的軸，由胸骨端與胸骨構成的胸鎖關節為鎖骨的軸。這個鎖骨，從外側依順序有三角肌、胸大肌、胸鎖乳突肌附著（圖20）。

2）肩關節的解剖學關節

解剖學上的關節，有肩肱關節、肩鎖關節、胸鎖關節，若其中一個關節活動，這些關節都會跟著移動。

① 肩肱關節

肩肱關節由肩胛窩與肱骨頭構成，特徵是比關節窩的表面積較大（圖21）。因此，關節窩的周圍有關節唇，幫助肩關節的穩定。

② 肩鎖關節

肩鎖關節由肩峰與鎖骨肩峰端構成。肩鎖韌帶附著於肩胛骨的支撐點上。從體表上觀察的情況，肩胛棘與鎖骨形成一定的角度，稱作棘鎖角。若棘鎖角的角度變大，肩鎖韌帶的後方變緊繃，若棘鎖角的角度變小，肩鎖韌帶的前方變緊繃（圖22）。

在肩關節的屈曲及外展時，肩胛骨做上旋轉，棘鎖角變大。另一方面，肩關節的伸展及內收時，肩胛骨做下旋轉，棘鎖角變小。

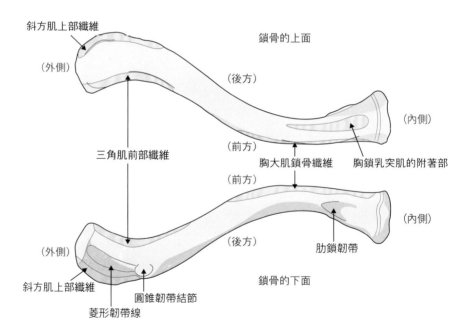

圖20：鎖骨的解剖

鎖骨位於胸骨與肩峰之間，呈現S狀，從外側依順序有三角肌、斜方肌、胸大肌、胸鎖乳突肌附著於此。

③ 胸鎖關節

　　胸鎖關節由胸骨柄與鎖骨胸骨端構成，與軀幹連接。胸鎖關節由關節窩與韌帶（肋鎖韌帶、前胸鎖韌帶、後胸鎖韌帶）所構成，形成鎖骨軸的同時與肩胛骨一起活動（圖23）。

　　肩胛骨內收、上提時肋鎖韌帶緊繃，肩胛骨內收、下壓時前胸鎖韌帶及鎖骨間韌帶緊繃，肩胛骨外展、下降時後胸鎖韌帶緊繃。

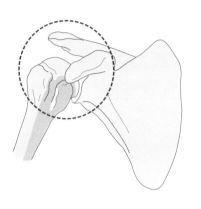

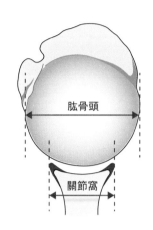

肱骨頭

關節窩

圖21：肩肱關節

肩肱關節由肩胛窩與肱骨頭所構成，特徵是比關節窩的表面積較大。

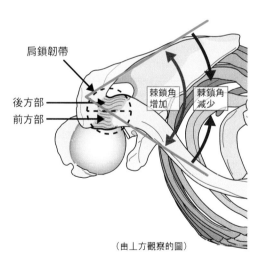

肩鎖韌帶

後方部
前方部

棘鎖角
增加

棘鎖角
減少

（由上方觀察的圖）

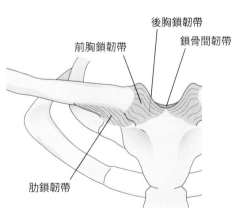

後胸鎖韌帶

前胸鎖韌帶

鎖骨間韌帶

肋鎖韌帶

圖22：肩鎖關節與韌帶

肩鎖關節由肩峰與鎖骨肩峰端所構成，肩鎖韌帶附著於此。肩鎖韌帶為連接鎖骨肩峰端上面與肩峰上面之間的韌帶。肩胛棘與鎖骨形成一定的角度，稱作棘鎖角。棘鎖角的角度越大，肩鎖韌帶的後方越緊繃，棘鎖的角度越小，肩鎖韌帶的前方越緊繃。

圖23：胸鎖關節與韌帶

胸鎖關節由胸骨柄與鎖骨胸骨端構成，與軀幹連接。前胸鎖韌帶為連接胸骨柄的前面與鎖骨的胸骨端前面之間的韌帶。鎖骨間韌帶為連接左右鎖骨端之間的韌帶。後胸鎖韌帶為連接胸骨柄的後面與鎖骨的胸骨端後面之間的韌帶。肋鎖韌帶為連接鎖骨下面與第1肋軟骨內側端上面之間的韌帶，其內側與關節囊相連。

3）肩關節的功能學關節

　　功能學的關節，有喙鎖機制（coracoclavicular mechanism）、第二肩關節和肩胛胸廓關節，必須理解其中的功能與作用。

① 喙鎖機制

　　由喙突與鎖骨之間的喙鎖韌帶（菱形韌帶、圓錐韌帶：**圖24**）調節棘鎖角的功能，稱作喙鎖機制。棘鎖角越大，圓錐韌帶越緊繃，越抑制運動；棘鎖角越小，菱形韌帶越緊繃，越抑制運動（**圖25**）。喙鎖機制的作用為①防止鎖骨上提，②肩胛骨的懸吊作用，③棘鎖角的控制。

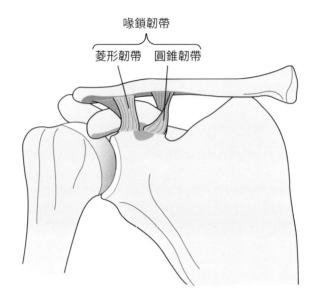

喙鎖韌帶

菱形韌帶　圓錐韌帶

圖24：喙鎖韌帶

菱形韌帶連接了鎖骨外側1/3（菱形韌帶線）與喙突的上方內側。圓錐韌帶連接了鎖骨外側1/3（圓錐韌帶結節）與喙突的基部。

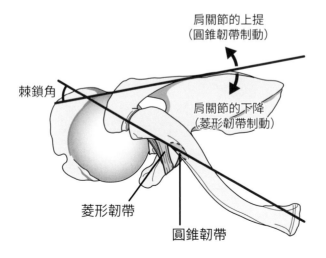

肩關節的上提
（圓錐韌帶制動）

棘鎖角

肩關節的下降
（菱形韌帶制動）

菱形韌帶

圓錐韌帶

圖25：喙鎖機制

肩關節上提時，棘鎖角越大，圓錐韌帶越緊繃。肩關節下降時，棘鎖角越小，菱形韌帶越緊繃。

② 第二肩關節

旋轉肌袖、肩峰下滑液囊、大結節、喙肩弓所形成的功能性關節為第二肩關節。

旋轉肌袖、肩峰下滑液囊、大結節呈現凸狀構造，喙肩弓呈現凹狀構造，由於形成功能學上的關節，在肩膀上提、下降時，皆像關節一樣滑動（**圖26**）。第二肩關節的作用，有①肩肱關節的功能提升，②抑制旋轉肌袖上提的作用（depressor），③提升支撐點形成力，④促進肩關節上提時大結節順利通過韌帶弓下方等現象。

在五十肩的臨床上，常見到此部位的滑動性發生異常。因此，關於第二肩關節的功能解剖，將在「5.第二肩關節的功能」（參考第35頁）的項目詳細說明。

（參考第35頁）

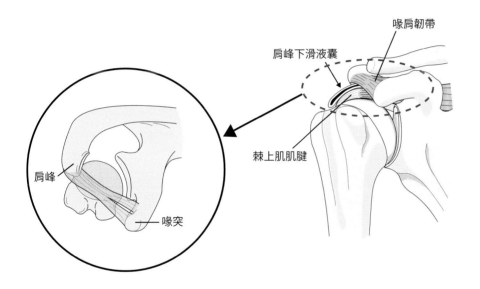

喙肩韌帶
肩峰下滑液囊
棘上肌肌腱
肩峰
喙突

圖26：第二肩關節

旋轉肌袖、肩峰下滑液囊、大結節呈現凸狀構造，喙肩弓呈現凹狀構造，形成功能學上的關節。

③ 肩胛胸廓關節

肩胛胸廓關節為肩胛骨與胸廓所形成的功能關節，肩胛骨透過關節運動彌補肩肱關節的活動度（圖27）。肩胛胸廓關節的作用分為①固定肩胛骨，②肩關節活動度擴大（肩胛肱骨節律），③肩關節的肌力增加。

4）旋轉肌間隔周圍的解剖

在五十肩的臨床上，伴隨旋轉肌間隔周圍的沾粘、炎症，經常是產生肩關節攣縮的原因。因此，希望讀者能理解旋轉肌間隔周圍各處組織的構造與功能。

① 旋轉肌間隔

旋轉肌間隔為喙突的存在而出現的棘上肌肌腱與肩胛下肌肌腱之間的間隔，指沒有旋轉肌袖的部位（圖28）。旋轉肌間隔因為肩關節的下垂姿勢外旋、外展外旋、伸展而變緊繃或穩定。旋轉肌間隔的存在，可說作為肩關節的穩定性及力學上的緩衝作用而擔任重要的角色。

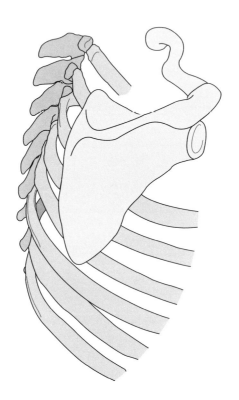

圖27：肩胛胸廓關節

肩胛胸廓關節為功能關節，由肩胛骨與胸廓構成。

② 肱二頭肌長頭肌腱（Long head of biceps tendon：LHB）

　　LHB分布於旋轉肌間隔內，其表面有喙肱韌帶，內部有上肩肱韌帶。由於LHB通過二頭肌溝到關節上結節為止，肌腱的分布急遽變化，特徵是容易受到摩擦刺激。比二頭肌溝更位於近側的LHB，被喙肱韌帶、上盂肱韌帶、棘上肌肌腱前部纖維、肩胛下肌肌腱上部纖維緣所包圍，形成滑輪系統（pulley system）（圖29）。

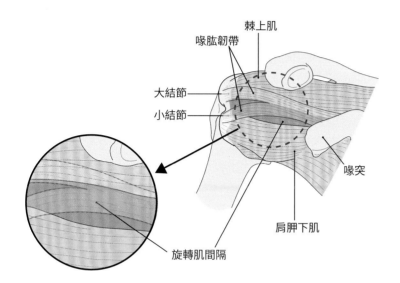

圖28：旋轉肌間隔

旋轉肌間隔由棘上肌肌腱的前方纖維、肩胛下肌肌腱的上方纖維、喙肱韌帶、關節囊所構成。

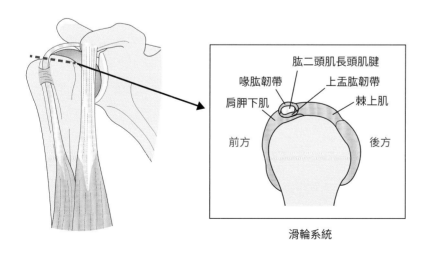

滑輪系統

圖29：肱二頭肌長頭肌腱

肱骨頭的肱二頭肌長頭肌腱，被喙肱韌帶、上盂肱韌帶、棘上肌肌腱前部纖維、肩胛下肌肌腱上部纖維緣的四個組織（pulley system）所包圍。

本節將說明利用「肩膀姿勢」的關節活動度評估方法，在臨床上極為重要。原因就是透過此評估方法，能夠一定程度預測每個案例「做何種動作會痛？」、「做何種動作會變僵硬」以及「哪個部位的組織有問題」。即使病名同樣被診斷為「五十肩」，每位患者的病因及狀態因人而異。因此，正確了解眼前案例的狀態，因應病因及狀態選擇治療法，比任何事都來得重要。

有鑑於此，徹底理解本節所講解的內容，將下述的評估方法正確地應用於臨床上。

1）特有的姿勢與運動方向

要評估肩關節，必須務必了解三種姿勢。一般稱為「第一姿勢（1st position）」、「第二姿勢（2nd position）」、「第三姿勢（3rd position）」＊。

第一姿勢指從基本姿勢（上肢在身體側邊下垂的姿勢）讓肘關節屈曲90°的姿勢。

第二姿勢指從第一姿勢讓肩關節外展90°的姿勢。

第三姿勢指從第二姿勢讓肩關節水平屈曲90°的姿勢（將上臂在正面水平內收）（圖30）。

＊日本肩關節學會現在將「第一姿勢、第二姿勢、第三姿勢」用「下垂姿勢、外展姿勢、屈曲姿勢」描述。不過在本書為了容易理解的說明，記述為「第一姿勢、第二姿勢、第三姿勢」。

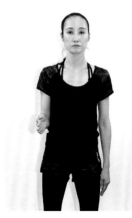
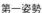
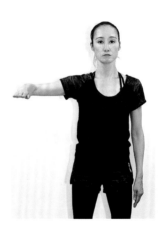
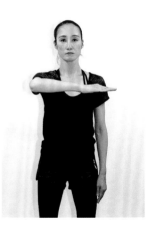

第一姿勢　　　　　　　　第二姿勢　　　　　　　　第三姿勢

圖30：肱二頭肌長頭肌腱

肘關節屈曲90°的姿勢為第一姿勢，從此姿勢讓肩關節外展90°的姿勢為第二姿勢，而接著做水平內收90°的姿勢為第三姿勢。

　　這三種姿勢旋轉角度的評估，現在是肩肱關節最為基本的評估方法，在日本的臨床實務上受到廣泛應用。從這各個姿勢中的旋轉活動度受限因子，能夠推測活動度受限原因的部位，而這些評估，不僅五十肩，在所有的肩關節疾病中，皆為臨床上非常實用的評估法。

　　圖31為隨著關節運動伸展的部位，**表1**記載了各姿勢中旋轉活動度受限與可預測的受限因子。

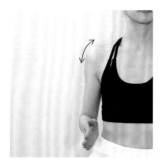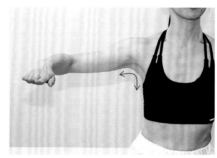

a：上方及下方組織（上提、下降的運動）

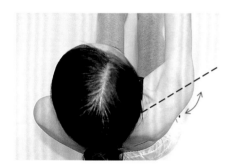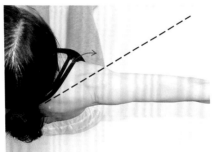

b：外側及內側組織（肩胛骨面上的前後運動）

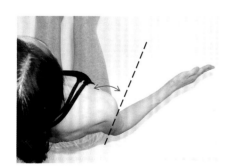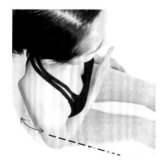

c：外側及內側組織（肱骨的旋轉運動）

圖31：隨著關節運動而伸展的部位

a：在肩關節下垂時，位於上方的組織被拉長；在上提時，位於下方的組織被拉長。
b：在肩胛骨面，若肱骨在前方，則位於後方的組織被拉長；若在後方，則位於前方的組織被拉長。
c：在肩關節下垂的外旋姿勢，位於前方的組織被拉長；在內旋姿勢，位於後方的組織被拉長。

姿勢	內外旋運動	關節活動度受限因子
第一姿勢	外旋	棘上肌前部纖維 肩胛下肌上部纖維 旋轉肌間隔（喙肱韌帶） 前上方關節囊 上盂肱韌帶
	內旋	棘上肌後部纖維 棘上肌上部纖維（橫纖維） 後上方關節囊
第二姿勢	外旋	肩胛下肌下部纖維 前下方關節囊 （中盂肱韌帶） 前下側盂肱韌帶
	內旋	棘下肌下部纖維（斜向纖維） 後下方關節囊
第三姿勢	外旋	大圓肌 前下方關節囊
	內旋	小圓肌 後下方關節囊 後下側盂肱韌帶

表1：在各姿勢內外旋運動的關節活動度受限因子

若理解解剖學、具有觸診技術，便可能篩選出關節活動度受限因子。

　　基於上述內容，接著來嘗試思考，在肩關節獨特的姿勢，亦即第一姿勢、第二姿勢、第三姿勢的旋轉運動時，肩關節的各個組織將有何種變化，以及能夠擬定何種預測？

　　除了描述的預測，進行觸診、肌肉收縮、強制往其他方向運動的評估等，能夠逐漸明確欲治療的組織。

① 第一姿勢

ⅰ）外旋

　　在第一姿勢，肩關節前方及上方的組織被拉長。另一方面，由於骨頭中心隨著外旋往後方位移，肩關節的後方及下方的組織承受壓迫力。因此，第一姿勢的外旋受限（40°以下）及具有疼痛的情況，能夠預測下述的情況。

●具有肩關節前方受限感及疼痛的情況：

　　棘上肌前部纖維、肩胛下肌上部纖維、旋轉肌間隔（喙肱韌帶）、前上方關節囊（SGHL）的損傷、炎症及攣縮。

●具有肩關節後方疼痛及擠壓感的情況：

　　後方的組織（主要為關節盂唇及關節囊）出現夾擠。

ⅱ）內旋

在第一姿勢的內旋，肩關節的後方及上方的組織被拉長。另一方面，由於骨頭中心隨著內旋往前方位移，肩關節的前方及上方的組織承受壓迫力。因此，具有第一姿勢的內旋受限（90°以下）（由於手肘不位於腹部前方，內旋便會受限，必然會伴隨肩關節屈曲約30°）及疼痛場合，能夠預測下述的情況。

●具有肩關節後方受限感及疼痛的情況：

棘上肌後部纖維、棘下肌上部纖維（橫纖維）、有後上方關節囊的損傷、炎症和攣縮。

●具有肩關節前方疼痛及擠壓感的情況：

前方的組織（主要為關節盂唇及關節囊）出現夾擠。

② 第二姿勢

ⅰ）外旋

在第二姿勢的外旋，位於肩關節的前方及下方的組織被拉長。另一方面，由於這個姿勢的肩胛骨面上造成肱骨在後方位置，以及骨頭中心隨著外旋往後方位移，肩關節的後方及上方組織承受壓迫力。因此，第二姿勢的外旋具有受限（90°）及疼痛的場合，能夠預測下述的情況。

●具有肩關節後方的受限感及疼痛的情況：

有肩胛下肌下部纖維、前下方關節囊、MGHL、AIGHL的損傷、炎症和攣縮。

●具有肩關節後方的疼痛及擠壓感的情況：

有後方及上方組織（主要為關節盂唇及關節囊）的夾擠。

●具有肩關節上方疼痛的情況：

在肩關節前上方部位的組織（旋轉肌間隔、肱二頭肌長頭肌腱等）、肩峰下滑液囊及旋轉肌袖等組織在喙肩弓下出現撞擊及滑動異常。

ⅱ）內旋

在第二姿勢的內旋，位於肩關節的後方及下方的組織被拉長。另一方面，由於骨頭中心隨著內旋往前方位移，肩關節的前方及上方的組織承受壓迫力。因此，第二姿勢的內旋具有受限（60°以下）及疼痛的場合，能夠預測下述的情況。

●具有肩關節後方的受限感及疼痛的情況：

有棘下肌下部纖維（斜向纖維）、後下方關節囊的損傷、炎症和攣縮。

●具有肩關節前方的疼痛及擠壓感的情況：

有前方組織（主要為關節盂唇及關節囊）的擠壓。

●具有肩關節上方疼痛的情況：

在肩關節前上方部的組織（旋轉肌間隔及肱二頭肌長頭肌腱等）、肩峰下滑液囊及旋轉肌袖等組織在喙肩弓下出現撞擊及滑動異常。

③ 第三姿勢

i）外旋

在第三姿勢的外旋，肩關節的前方及下方的組織被拉長。因此，第三姿勢的外旋具有受限（90°以下）及疼痛的場合，能夠預測下述的情況。

● 具有肩關節後方受限感及疼痛的情況：

有大圓肌、前下方關節囊的損傷、炎症和攣縮。

● 具有肩關節後方的疼痛及擠壓感的情況：

肩關節後方部組織（棘下肌、肱三頭肌長頭、三角肌後部纖維）的過度緊繃以及後方及上方組織（主要為關節盂唇及關節囊）的夾擠。

● 具有肩關節上方疼痛的情況：

在肩關節前上方部的組織（旋轉肌間隔及肱二頭肌長頭肌腱等）、肩峰下滑液囊及旋轉肌袖等組織在喙肩弓下出現撞擊及滑動異常。

ii）內旋

在第三姿勢的內旋，位於肩關節的後方及下方的組織被拉長。另一方面，由於這個姿勢的肩胛骨面上造成肱骨位於前方，且骨頭中心隨著內旋往前方位移，由肩關節的前方及上方的組織承受壓迫力。因此，第三姿勢的內旋具有受限（0°以下）及疼痛的場合，能夠預測下述的情況。

● 具有肩關節後方受限感及疼痛的情況：

有小圓肌、後下方關節囊、PIGL的損傷、炎症和攣縮。

● 具有肩關節前方的疼痛及擠壓感的情況：

前方的組織（主要為關節盂唇及關節囊）有夾擠。

● 具有肩關節上方疼痛的情況：

在肩關節前上方部的組織（旋轉肌間隔及肱二頭肌長頭肌腱等）、肩峰下滑液囊及旋轉肌袖等組織在喙肩弓下出現撞擊及滑動異常。

這些評估之中，若第二姿勢的外旋活動度能夠改善至活動度末端，便能夠確保肩關節前方、前下方組織的伸展性，在第三姿勢的內旋活動度能夠改善至活動度末端，便能夠確保肩關節的後方、後下方組織的伸展性。從上述可知，肩肱關節的活動度幾乎達成的情況，剩餘不足部分由肩胛骨運動做出代償，使得可能上舉至活動度末端。

已知這兩種姿勢的評估與治療在臨床上變得重要。

這類臨床應用，在其他姿勢的旋轉運動可說做法相同。一邊參考**表1**，將這些評估方法與其他物理診斷組合運用，便能夠一定程度預測具有損傷、炎症和攣縮等問題的組織吧。

2）零號姿勢

通常，由於肩胛骨的關節窩朝向前外側，在肩關節外展與屈曲之間上提（肩胛骨面上提），因此在肩肱關節上呈現穩定的運動。這種現象稱為「關節面上的外展運動」。同時，若此關節面上的外展運動達到約150°，成為在肱骨的長軸上與肩胛棘的長軸一致的姿勢。此姿勢稱為零號姿勢。

在零號姿勢，橫跨肩關節所有肌肉的旋轉力矩減少，作為向心力作用。特別是深層肌分布於關節軸附近，達成其功能的作用很重要（圖32）。

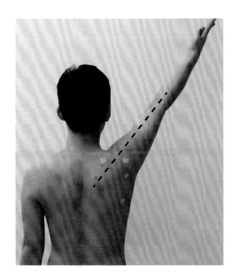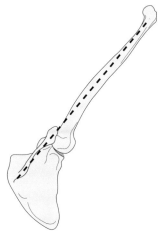

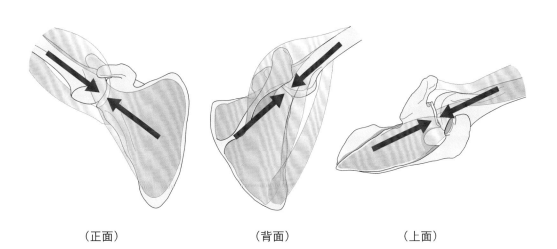

（正面）　　　　　　　　（背面）　　　　　　　　（上面）

圖32：零號姿勢

在肩胛骨面上約150°上提時，肱骨長軸與肩胛棘呈現一直線的姿勢為零號姿勢。在零號姿勢，橫跨肩關節所有肌肉的旋轉力矩減少，作為向心力作用。

3）複合運動

患者表示疼痛及難以實行的日常生活動作，有「綁頭髮動作」、「手伸向腰背動作」、「對側肩動作」三種複合運動。這種複合運動亦為肩關節獨特的運動，了解各自動作的特性，在臨床上非常有幫助。

綁頭髮動作是將雙手伸向頭部後方，張開手肘移動，伴隨肩關節的屈曲、外展、外旋移動的動作（圖33-a）。

手伸向腰背動作，是將手伸向身體背後的正中央，沿著脊椎抬高移動，伴隨肩關節的伸展、過度內旋移動的動作（圖33-b）。手伸向腰背動作分為外展伸向腰背（肩關節外展約45°）或內收伸向腰背（肩關節外展0°），具有個人差異。

對側肩動作是觸碰對側肩膀的動作，這是只在本書出現的原創用語。是伴隨肩關節的屈曲、內收、內旋移動的動作（圖33-c）。

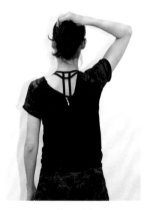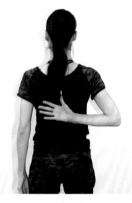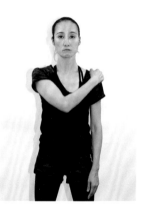

a：綁頭髮動作　　　　　　b：手伸向腰背動作　　　　　　c：對側肩動作

圖33：複合運動

a：將雙手伸向頭部後方，張開手肘移動稱作綁頭髮動作。
b：將手伸向身體背後的正中央，沿著脊椎抬高移動稱作手伸向腰背動作。
c：觸碰對側肩膀的動作稱作對側肩動作。

　　由於肩關節比起髖關節需要更大的活動度，為了不脫臼而需要穩定性。本節接著說明關於肩肱關節穩定性的組織。

1） 靜態穩定組織

　　靜態穩定組織包含關節囊及肩盂肱韌帶等。由於關節囊中具有少量液體（關節液），關節內壓經常保持負壓，壓接作用造成關節為不會脫臼的構造。同時，肩盂肱關節以補強關節囊的形式存在，呈現皺褶狀構造（如同窗簾的形態）。因此，若肩盂肱關節緊繃則窗簾關上，呈現拉開的狀態，若韌帶鬆弛則窗簾拉開，呈現扭曲的狀態（圖34）。

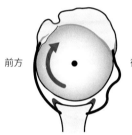
前方　　　後方

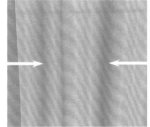
窗簾關上則呈現皺褶狀，張力鬆弛。

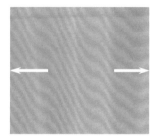
窗簾打開則呈現片狀，張力增加。

圖34：肩盂肱韌帶的緊繃與鬆弛

若肩盂肱關節緊繃則窗簾關上，呈現拉開的狀態。若韌帶鬆弛則窗簾拉開，呈現扭曲的狀態。

① 肩盂肱韌帶與關節囊（表2）

下述為肩盂肱韌帶及關節囊各部位，彙整了何種姿勢會緊繃、鬆弛。若也一併確認**表2**，將在臨床上成為有所幫助的資訊。施行肩關節的運動時，請一邊想像這些組織的緊繃與鬆弛一邊進行。

上盂肱韌帶

位於肩關節囊正面上方的位置。

在第一姿勢的外旋緊繃，在第三姿勢的內旋鬆弛。

中盂肱韌帶

位於肩關節囊正面中央（偏上方）的位置。

在外展45度（第一姿勢與第二姿勢之間）的外旋緊繃，在內旋鬆弛。

前下側盂肱韌帶

位於肩關節囊正面下方的位置。

在第二姿勢的外旋緊繃，在第三姿勢的內旋鬆弛。

後下側盂肱韌帶

位於肩關節囊後方的下側位置。

在第三姿勢的內旋緊繃，在第一姿勢的外旋鬆弛。

腋窩凹陷處

位於肩膀正下方的位置。

在第二姿勢的外旋及第三姿勢的內旋緊繃。

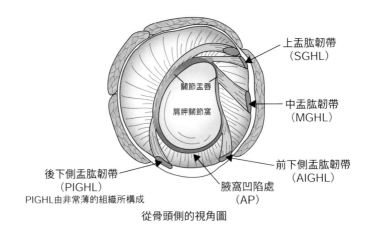

從骨頭側的視角圖

PIGHL由非常薄的組織所構成

關節囊與肩盂肱韌帶	緊繃		鬆弛
上盂肱韌帶（SGHL）	第一姿勢外旋		第三姿勢內旋
中盂肱韌帶（MGHL）	45度外展外旋		內旋
前下側盂肱韌帶（AIGHL）	第二姿勢外旋		第三姿勢內旋
後下側盂肱韌帶（PIGHL）	第三姿勢內旋		第一姿勢外旋
腋窩凹陷處（AP）	第二姿勢外旋	第三姿勢內旋	下垂

表2：肩盂肱韌帶與關節囊的緊繃、鬆弛

肩盂肱關節及關節囊各部位在何種姿勢緊繃、鬆弛的知識，對施行肩關節的運動有所幫助。

② 關節囊的容量與關節內壓

關節囊的容量與肩肱關節的活動度呈比例關係。若容量比起正常肩縮小（關節囊的縮小），活動度受限。同時，若關節內壓上升（轉為正壓），關節移動減少。基於這些現象，關節囊的容量縮小的情況，必須妥善評估在哪個部位發生縮小，實行適切的運動治療。

2）動態穩定組織

動態穩定組織，指肌肉（旋轉肌袖）的作用將肱骨頭往關節窩吸引，此時形成軸的功能的意思。LHB也具有推壓肱骨頭的作用，稱作半動態穩定組織。

① 旋轉肌袖

旋轉肌袖有棘上肌、棘下肌、小圓肌、肩胛下肌，也稱作深層肌肉。這些肌肉附著於肱骨頭的大結節及小結節上，具有將肱骨頭往關節窩的方向拉扯以形成軸的作用（圖35）。同時，在肩關節所有的姿勢中，每種姿勢的旋轉肌袖都會發揮功能。由於肩關節形成軸之後，三角肌等淺層肌將產生作用，因此可能自由移動（圖36）。

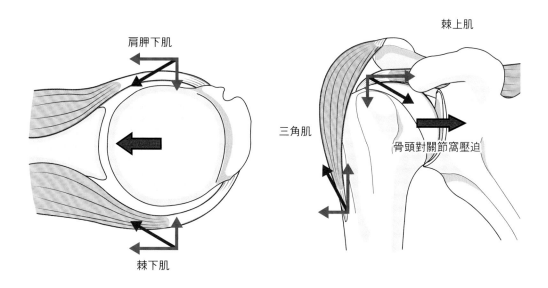

圖35：旋轉肌袖的作用
肩胛下肌幫助內旋運動，棘下肌、小圓肌幫助外旋運動，透過這些力形成支點形成力（軸）。

圖36：深層肌肉與淺層肌肉的作用
棘上肌的內側向量與三角肌的外側向量產生的力，造成穩定的肩關節外展運動得以實踐。

② 肱二頭肌長頭肌腱（LHB）的作用

LHB分布於大結節與小結節之間的二頭肌溝內，沒有附著於肱骨頭，而附著於肩胛骨的關節上結節。

肱骨的旋轉姿勢使分布的部分相異，在肩關節內旋時雖然位於肱骨頭的前方，不過在外旋時位於上方。意即從上往下擠壓肱骨頭，此時的姿勢可能形成有效的軸（圖37）。

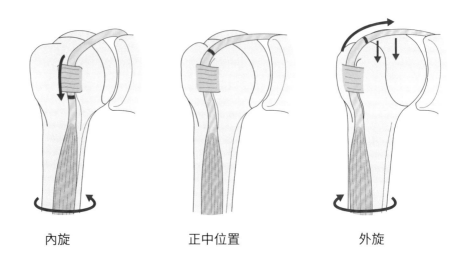

內旋　　　　　　　　正中位置　　　　　　　　外旋

圖37：肱二頭肌長頭肌腱的作用

肱二頭肌長頭肌腱因旋轉姿勢使得分布的位置及張力產生變化。在第一姿勢的內旋，滑動於肱骨頭的前內側，肌腱的張力比正中位置還要低。在外旋時，滑動於肱骨頭的頂部，比正中位置還有適度的張力，將肱骨頭從上方擠壓，能夠形成軸。

5. 第二肩關節的功能

第二肩關節為提升第一肩關節（肩盂肱關節）功能的組織，代表旋轉肌袖、肩峰下滑液囊、大結節、喙肩弓所形成的功能性關節。同時，喙肩弓代表喙突、喙肩韌帶、肩峰所形成的功能性關節面。為了理解此第二肩關節，必須理解肩關節上提運動中大結節的運動與方向。

1）肩關節上提時大結節的移動

若上提肩關節，能夠將大結節的位置區分成三個點（圖38）。第一個點，指大結節的位置比喙肩弓還要外側時（肩關節上提0～80°）。第二個點，指大結節的位置在喙肩弓正下方時（肩關節上提80～120°）。第三個點，指大結節的位置在喙肩弓還內側時（肩關節上提120～180°）。

旋轉肌袖附著於大結節，通過喙肩弓時必定會產生摩擦。為了減少這種摩擦、順暢地移動，喙肩弓與旋轉肌袖之間存在著肩峰下滑液囊。

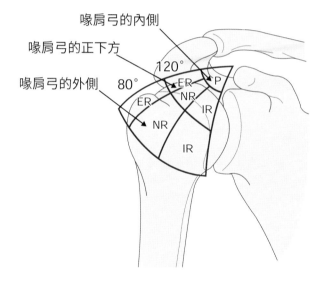

圖38：肩關節上提時與大結節的運動軌跡

關於肩關節上提時大結節的軌跡，0～80°時位於喙肩弓的外側，
80～120°時位於喙肩弓正下方，120°以上時位於喙肩弓的內側。同
時，雖然有三種路徑（內旋域、正中域、外旋域），不過到了最末端
則一致。

2）第二肩關節的功能

　　第二肩關節功能，有藉由喙肩弓推壓旋轉肌袖的作用。也就是說，由於旋轉肌袖的向量與關節窩形成直角，能夠形成將肱骨頭往關節窩拉扯的軸。相對的，若沒有喙肩弓，由於旋轉肌袖將稍微朝向上方，將肱骨頭推向上方，軸將不穩定（**圖39**）。

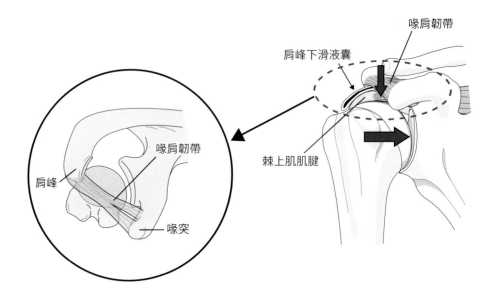

圖39：上第二肩關節的功能

喙肩弓為喙突、肩峰及其之間的喙肩韌帶所構成的弓狀屋頂。從上方推壓棘上肌肌腱，可提高旋轉肌袖的支點形成力。

6. 與肩胛胸廓關節的穩定性、運動性相關的組織

　　說到肩胛胸廓關節的功能，可提到肩關節的活動度增加、肩胛骨的運動性、隨著肩關節運動的肩胛骨運動、第二肩關節的效率化等。要考量五十肩的臨床操作，重要的是改善肩胛胸廓關節的運動性。因此，請徹底理解本節說明的內容，應用於五十肩的臨床實務上。

1）肩關節的活動度增加

　　肩關節的活動度，用肩肱關節與肩胛胸廓關節加總的角度計算。雖然每位研究員提出的內容不同，其比率約為2比1，肩關節上提180°的場合，其中120°為肩肱關節，60°為肩胛胸廓關節（當然其他的脊椎、薦骼關節、骨盆的移動也很重要）（圖40）。同時，作為旋轉時肩肱關節與肩胛胸廓關節的運動比率，第一姿勢時的外旋約2.5比1，內旋約6比1的關係。

　　這些是常見的數字，透過讓肩胛骨的移動變順暢，可進一步讓活動度增加。也就是說，即使肩肱關節的活動度減少，只要改善肩胛胸廓關節的運動性，便能夠增加肩關節的活動度。

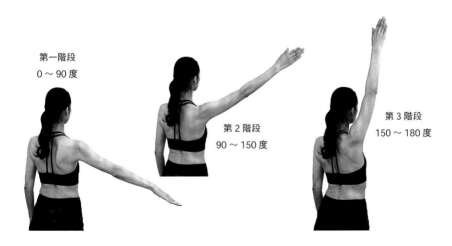

圖40：肩關節的活動度

肩關節的活動度以肩肱關節與肩胛胸廓關節的加總角度計算，其比率約2比1。

2）肩胛區的運動性

肩關節運動的肩胛區移動，基本上為複合運動，不過這裡以簡單明顯的單獨運動來說明。

肩胛骨的運動（**圖41**）

上提運動：肩胛骨往上方抬高的移動。

下降運動：肩胛骨往下方下降的移動。

外展運動：肩胛骨往外側展開的移動。

內收運動：肩胛骨往內側靠近的移動。

上旋轉運動：關節窩朝向上方的移動。

下旋轉運動：關節窩朝向下方的移動。

3）隨著肩關節運動的肩胛骨運動

下述彙整了肩關節的運動與肩胛骨的運動之間的關係（**表3**）。理解隨著肩關節運動的肩胛骨運動，可當作用於臨床上的知識。譬如，若屈曲肩關節，肩胛骨呈外展、後傾、上旋轉。因此，若能夠改善肩胛骨與這些運動相關的肌肉攣縮，或促進肌肉出力，便可增加肩關節屈曲的活動度。

屈曲肩關節，肩胛骨將外展（在末端附近內收）、後傾、上旋轉。

伸展肩關節，肩胛骨將內收、前傾、下旋轉。

外展肩關節，肩胛骨將外展、上旋轉。

讓肩關節往腹部方向內收，肩胛骨將外展、上旋轉；往背部方向內收，肩胛骨將內收、下旋轉。

維持第一姿勢，使肩關節外旋，肩胛骨將內收。

維持第一姿勢，使肩關節內旋，肩胛骨將外展。

令肩關節呈現第二姿勢，肩胛骨將內收、上旋轉，從這個姿勢外旋，肩胛骨將後傾，內旋則肩胛骨前傾。

令肩關節呈現第三姿勢，肩胛骨將外展、上旋轉，從這個姿勢外旋，肩胛骨將後傾，內旋則肩胛骨前傾。

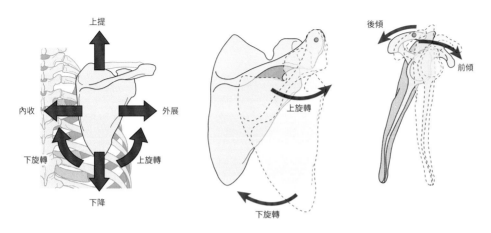

圖41：肩胛骨的運動

肩胛骨運動時的肩胛區移動，基本上為複合運動，不過此處以簡單明瞭的單獨運動記載。

肩關節運動	肩胛骨運動
屈曲	外展（在末端附近內收）、後傾、上旋轉
伸展	內收、前傾、下旋轉
外展	外展、上旋轉
內收（往腹部）	外展、上旋轉
內收（往背部）	內收、下旋轉
第一姿勢外旋／內旋	內收／外展
第二姿勢外旋／內旋	內收、上旋轉、後傾／內收、上旋轉、前傾
第三姿勢外旋／內旋	外展、上旋轉、後傾／外展、上旋轉、前傾

表3：隨著肩關節運動的肩胛骨運動

理解肩關節的運動與肩胛骨運動之間的關係，可成為在臨床上應用的知識。

　　肩關節所需要的功能為「運動性」與「支撐性」，而在本章講解了構成肩膀關節的基礎知識。由於肩肱關節在構造上不穩定，因此軟組織擔任重要的作用，為了將此關節往各種不同方向自由地移動，必須充分發揮其他關節的功能。

　　同時，為了使軟組織發揮正常的功能，關節內壓需要維持正常（負壓），不過五十肩的疼痛期關節內壓會出現異常（正壓），因此失去向心作用，對軟組織的負擔將增加。確實掌握患者的病期、關節功能的評估、軟組織的功能評估，在五十肩的物理治療策略上的重要性毋須多言，而如此反覆閱讀基礎知識，可使印象加深。

第2章
對五十肩造成影響的肌肉功能與其評估

第2章　對五十肩造成影響的肌肉功能與其評估

在第1章，講解了關於肩關節基礎知識的統整與原理。以五十肩為首的各種不同關節疾病，原因經常來自肌肉組織（以下稱肌肉）。即便為肌肉沒有直接出現疼痛的情況，肌肉的沾粘及縮短成為其他部位疼痛的情況也包含在內。這類肌肉功能的障礙，對許多關節疾病造成影響。

有鑑於此，對五十肩妥當地治療時，必須一邊想像肌肉的位置關係，一邊理解其功能。在第2章，將描述與五十肩相關各個肌肉的功能及其評估法。

肌肉的功能障礙，大致上能夠分為「肌力降低（也包含肌出力降低）」與「肌肉攣縮」兩種。雖然用不著叮嚀此兩者同樣重要，不過以臨床的觀點來看，筆者更加重視「肌肉攣縮」。雖然有許多原因，但因為特別關於疼痛方面，透過評估掌握對疼痛造成影響的肌肉攣縮，改善其現象，是更早期的改善策略。同時，由於改善肌肉攣縮，將可讓關節以更為正常的軌道移動，肌力也能隨著此現象而更容易改善。

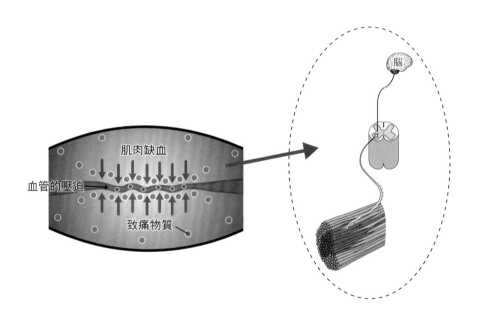

圖1：攣縮

肌肉攣縮，指無關乎意識，肌肉出現痙攣與缺血的狀態。此現象以脊髓反射為基礎，運動神經造成動作電位提升，使得肌肉的血管受到壓迫，產生缺血現象。肌肉需要豐富的血流量，若缺血等導致血液循環出現阻塞，肌肉細胞將逐漸變性，其過程會散發致痛物質。因此與肌肉縮短的不同之處在於施加壓迫可確認有壓痛症狀。

肌肉的攣縮現象，大致上能夠分為「攣縮（圖1）」與「縮短（圖2）」。由於雙方的治療方式不一樣，臨床上做出區分便很重要。不過，無論在何種現象，若發生肌肉的攣縮，將對肌肉及骨骼施加負擔，最後肌腱將逐漸失去原本的性質。若該期間進一步拉長，肌腱與骨骼之間的負荷增加，將造成疼痛發生。甚至有些案例在肌腱出現腫脹及部分斷裂。譬如，臨床上經常遇見的旋轉肌袖斷裂可說是其典型的案例。

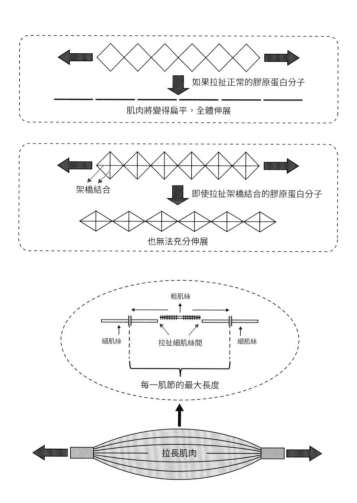

圖2：縮短（肌節的減少與纖維化）

若伸展肌肉，由於肌原纖維中粗肌絲相連的細肌絲被拉扯，肌節間將伸長。因此，長軸上相連的肌節越多，肌纖維的伸展性越增加。另一方面，若肌節越少，肌纖維的伸展性將減少，引起縮短。同時，膠原蛋白分子形成架橋結合，將使組織本身的硬度提升。因此，對於伸展的抵抗性增加，將使得肌纖維的伸展性降低，引起縮短。

要區別肌肉的攣縮與縮短，請見**表1**。在五十肩的案例，由於肌肉的攣縮與縮短皆會出現，因此進行妥當的評估、選擇妥當的治療法就很重要。

這類妨礙肌肉收縮與鬆弛的攣縮及短縮，為由於某些因素而對肌肉周邊施加傷害刺激（對組織造成傷害的壓力）的結果，而五十肩的情況，構成關節的組織出現炎症、波及到從表面保護的肌肉而引起，亦為相當常見的情況。

從上述內容可知，源於肌肉產生的活動度受限，需要考量時間經過的應對，同時也需要活動度受限因子肌肉的準確評估。

五十肩的肌肉評估，可用壓痛評估與伸展測試。壓痛評估針對攣縮，伸展測試針對縮短進行評估，不過在臨床上經常混合使用。之後將提到兩者的評估要點，以及評估方法的實務。

肌肉	壓痛	伸展	鬆弛	等長收縮時疼痛	肌力降低
攣縮	可確認	緊繃增加 疼痛出現	緊繃降低 也留有緊繃	容易明顯出現	容易確認
縮短	難以確認 （少）	緊繃增加	緊繃降低	難以出現	難以確認

表1：肌肉攣縮與縮短的評估

a）是否有壓痛症狀
  肌肉攣縮，可確認壓痛。
  肌肉縮短，難以確認壓痛（較少）。
b）伸展與鬆弛的緊繃程度
  肌肉攣縮，無關乎關節姿勢，肌肉的張力會持續性增加。因此，即使在肌肉的縮短姿勢、觸診上的緊繃降低，仍留有緊繃。另外，勉強將肌肉伸展，緊繃會進一步增加，容易出現疼痛。肌肉縮短，若在伸展姿勢時被伸長，觸診上的緊繃將增加。相對的，由於縮短時肌肉鬆弛，觸診上的緊繃將降低。
c）是否有肌力降低與等長收縮時疼痛
  肌肉攣縮時，若勉強做強力的等長收縮，肌肉內壓將進一步上升，疼痛變得容易出現。
  特別在伴隨缺血的肌肉攣縮中，收縮時疼痛將更為明顯。
  肌肉縮短時，基本上並無明顯的肌力降低，肌肉內壓也沒有上升。

壓痛評估

　　肌肉的壓痛，是掌握肌肉攣縮及炎症部位時重要的診斷。評估壓痛時，調整到適度伸展其肌肉的姿勢，將容易掌握壓痛。一般而言，了解壓痛好發於附著部、肌肉肌腱連接處、關節附近，將可順利評估。

伸展測試

　　肌肉的伸展測試，基本上將肌肉引導至遠離肌肉的起點與止點的方向，評估其活動範圍。肌肉的伸展測試為陽性的情況，透過觸診是否有肌肉緊繃而確認也很重要。透過這種檢查，能確認其肌肉在伸展測試中是否為受限因子。同時，在各伸展測試中，由於肌肉以外的組織（韌帶及關節囊等）有時也作為受限因子而有所關聯，包含其他評估在內，必須全面地判斷攣縮的原因。

　　另外，實施肩肱關節相關肌肉的伸展測試時，固定肩胛骨很重要。由於每種肩關節的姿勢將使得肩胛骨的位置有所變化，因此最好重新決定固定肩胛骨的姿勢。

1.肩肱關節周圍的肌肉功能與其評估

　　如第1章陳述的內容，關節所需要的功能為「運動性」與「支撐性」，兩者主要皆由軟組織負責作用。為了理解軟組織的肌肉運動性與支撐性，必須具有在肩膀表面露出的淺層肌肉（outer muscle）以及表面難以看見、在骨骼附近的深層肌肉（inner muscle）的知識。

　　淺層肌肉作為關節的運動性，深層肌肉作為關節的支撐性的作用很重要。以五十肩為首的許多關節疾病容易引起深層肌肉的障礙，為失去關節支撐性的要因之一。同時根據筆者個人的經驗，疼痛的發現部位，有越接近皮膚的表層組織就越被侷限、越接近關節的深層組織就越模糊的傾向。

1）淺層肌肉

　　達成作為肩關節運動性職責的淺層肌肉，有三角肌、胸大肌、背闊肌等。淺層肌肉的表面積廣大，每種肌肉纖維（分類為「上、中、下」及「前、中、後」）的運動方向各不相同。因此，即使在同一條肌肉對淺層肌肉牽拉的情況，必須考量該伸展其肌肉的哪一種纖維。接著講解淺層肌肉的功能與評估。

①三角肌

三角肌分為前部、中部、後部纖維。前部纖維附著於鎖骨，中部纖維附著於肩峰，後部纖維附著於肩胛棘，在肱骨側全附著於三角肌粗隆處（圖3）。前部纖維對於肩關節的屈曲、內收、內旋運動作用，中部纖維對於肩關節的外展運動作用，後部纖維對於肩關節的伸展、內收、外旋運動作用。

接著講解壓痛評估與伸展測試，在五十肩，即使確認三角肌周圍的疼痛，也幾乎是關聯痛。作為評估，若壓迫三角肌卻無疼痛症狀，便可從治療對象排除。

三角肌的前部、中部、後部纖維的壓痛評估

三角肌的壓痛，大多出現在三角肌粗隆附近，壓痛幾乎集中在前部纖維與中部纖維。後部纖維經常與棘下肌沾粘，這種情況，在沾粘部位出現壓痛。

由於前部纖維在肩關節外展時，往伸展方向引導會變緊繃，容易找出壓痛部位。（圖4）。中部纖維的前方往肩關節伸展、內收、外旋方向，而中部纖維的後方往肩關節屈曲、內收、內旋方向引導會變緊繃，因此容易找出壓痛部位（圖5）。後部纖維在肩關節屈曲姿勢內旋45°左右，由於往水平屈曲方向引導會變緊繃，因此容易找出壓痛部位（圖6）。

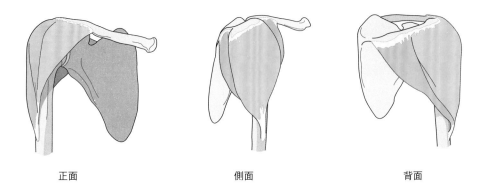

正面　　　　　　　　　側面　　　　　　　　　背面

圖3：三角肌

三角肌的前部纖維附著於鎖骨、中部纖維附著於肩峰、後部纖維附著於肩甲棘，在肱骨側全面附著於三角肌粗隆處。

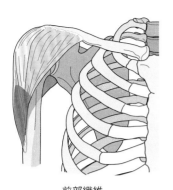

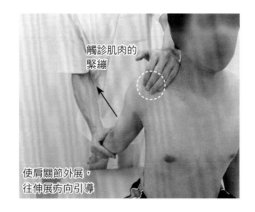

觸診肌肉的
緊繃

使肩關節外展，
往伸展方向引導

前部纖維
■壓痛好發部位

圖4：三角肌

三角肌的壓痛常出現在三角肌粗隆處附近。三角肌壓痛的評估，由於此處明顯僵硬，容易觸診。因此也容易確認到壓痛。由於前部纖維在肩關節外展時往伸展方向引導會緊繃，容易找出壓痛部位。

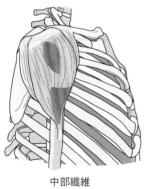

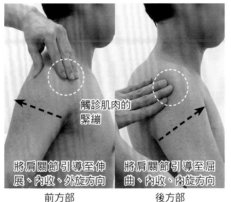

觸診肌肉的
緊繃

將肩關節引導至伸
展、內收、外旋方向

將肩關節引導至屈
曲、內收、內旋方向

中部纖維
■壓痛好發部位

前方部　　　　　後方部

圖5：三角肌中部纖維的壓痛評估

中部纖維的前方部，由於往肩關節伸展、內收、外旋方向引導會緊繃，較容易確認到壓痛部位。中部纖維的後方部，由於往肩關節屈曲、內收、內旋方向引導會緊繃，較容易確認到壓痛部位。

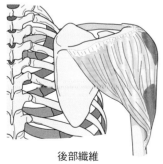

觸診肌肉的
緊繃

在肩關節屈曲姿勢
內旋45°，往水平
屈曲方向引導

後部纖維
■壓痛好發部位

圖6：三角肌後部纖維的壓痛評估

後部纖維的三角肌壓痛較不常見。後部纖維在肩關節屈曲做內旋45°，往水平屈曲方向引導時緊繃，較容易確認到壓痛部位。

三角肌的前部、中部、後部纖維的伸展測試

評估姿勢採取坐姿。前部纖維的伸展測試，將肩關節外展45°、內外旋正中位置的姿勢設為開始姿勢，固定肩胛骨。接著，將上肢往後方牽引。往後牽引面的角度未達伸展20°的情況，懷疑為前部纖維的伸展性降低（圖7-a）。

中部纖維前方部的伸展測試，將肩關節伸展20°、內外旋正中位置的姿勢設為開始姿勢，固定肩胛骨。接著讓肩關節內收。未達到內收15°的情況，懷疑為中部纖維前方部的伸展性降低（圖7-b）。中部纖維的後方部伸展測試，將肩關節屈曲20°、內外旋正中位置的姿勢設為開始姿勢，固定肩胛骨。接著將肩關節內收。未達內收15°的情況，懷疑為中部纖維後方部的伸展性降低（圖7-b）。

後部纖維的伸展測試，將肩關節屈曲90°、內旋45°的姿勢設為開始姿勢，固定肩胛骨。此時讓肩關節水平屈曲。水平屈曲未達20°的情況，懷疑為後部纖維的伸展性降低（圖7-c）。

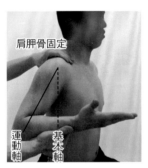

a：前部纖維

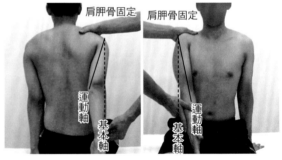

b：中部纖維

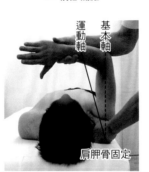

c：後部纖維

圖7：三角肌的伸展測試

a：前部纖維，將肩關節外展45°、內外旋正中位置的姿勢設為開始姿勢，固定肩胛骨。接著，將上肢往後方牽引。往後牽引面的角度未達伸展20°的情況，懷疑為前部纖維的伸展性降低。

b：中部纖維前方部的伸展測試，將肩關節伸展20°、內外旋正中位置的姿勢設為開始姿勢，固定肩胛骨。接著讓肩關節內收。未達到內收15°的情況，懷疑為前方部的伸展性降低。中部纖維的後方部，將肩關節屈曲20°、內外旋正中位置的姿勢設為開始姿勢，固定肩胛骨。接著將肩關節內收。未達內收15°的情況，懷疑為後方部的伸展性降低。

c：後部纖維的伸展測試，將肩關節屈曲90°、內旋45°的姿勢設為開始姿勢，固定肩胛骨。此時讓肩關節水平屈曲。水平屈曲未達20°的情況，懷疑為後部纖維的伸展性降低。

② 胸大肌

　胸大肌由鎖骨部位纖維、胸肋部位纖維、腹部纖維等三種纖維群構成，因應各種姿勢，各部位的作用相異。胸大肌在各姿勢對肱骨的作用如下所述。

　在第一姿勢，鎖骨部位纖維在肱骨的上方位移與肩關節的屈曲、內收、內旋運動時作用。胸肋部位纖維在肩關節的內收、內旋運動時作用。腹部纖維幾乎並不具有特別的功能（圖8-a）。

　在第二姿勢，鎖骨部位纖維在肩關節的水平屈曲運動時作用。胸肋部位纖維在肩關節的水平屈曲、內收、內旋運動時作用。腹部纖維在肩關節的水平屈曲、內收、內旋運動時作用（圖8-b）。

　在第三姿勢，鎖骨部位纖維在肩關節的水平屈曲運動時作用。胸肋部位纖維在肩關節的水平屈曲、伸展、內旋運動時作用。腹部纖維在肩關節的水平屈曲、伸展、內旋運動時作用（圖8-c）。

　另外，胸大肌的攣縮及縮短，也會成為駝背的因素。

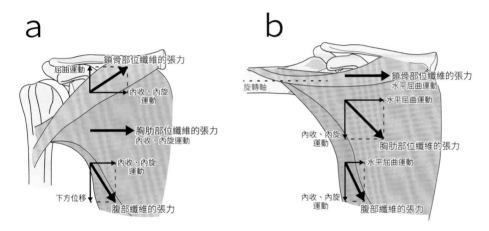

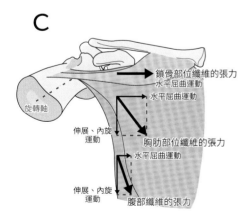

圖8：胸大肌

a：胸大肌在第一姿勢的作用
b：胸大肌在第二姿勢的作用
c：胸大肌在第三姿勢的作用

胸大肌的壓痛評估

胸大肌的壓痛，經常能夠在軀幹與上肢的連接處附近確認到。在肩關節輕度外展時將上肢往後方牽引（圖9-a），容易觸診鎖骨部位纖維；在肩關節外展時往水平伸展方向引導，由於胸肋部位纖維被拉長，因此變得容易觸診（圖9-b）。

胸大肌的伸展測試

評估姿勢為仰臥姿。讓患者本身大力展開胸部，呈現胸廓伸展，固定胸廓。注意避免讓頸椎過度屈曲。在鎖骨部位纖維的伸展測試中，將肩關節外展40°、內外旋正中位置設為開始姿勢，接著將上肢往後方牽引。往後方牽引時的角度未達伸展20°的情況，懷疑為鎖骨部位纖維的伸展性降低（圖10-a）。

在胸肋部位纖維的伸展測試，將肩關節外展90°、內外旋正中位置設為開始姿勢，接著使肩關節水平伸展。水平伸展未達20°的情況，懷疑為胸肋部位纖維的伸展性降低（圖10-b）。

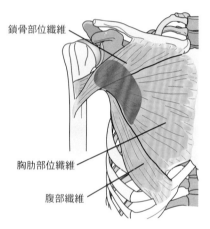

鎖骨部位纖維

胸肋部位纖維

腹部纖維

■壓痛好發部位

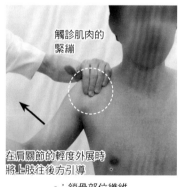

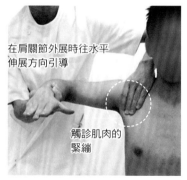

觸診肌肉的
緊繃

在肩關節外展時往水平
伸展方向引導

觸診肌肉的
緊繃

在肩關節的輕度外展時
將上肢往後方引導

a：鎖骨部位纖維　　　　　　　b：胸肋部位纖維

圖9：胸大肌的壓痛評估

a：在鎖骨部位纖維的壓痛評估，由於在肩關節輕度外展時將上肢往後方引導容易緊繃，較容易確認壓痛部位。

b：在胸肋部位纖維的壓痛評估，由於在肩關節外展時往水平伸展方向引導容易緊繃，較容易確認壓痛部位。

② 背闊肌

背闊肌由胸椎棘突和腰薦椎棘突、髂骨稜、下肋骨、肩胛骨下角等四處的纖維群所構成。同時，背闊肌的止點與大圓肌同樣位於小結節嵴，比背闊肌與大圓肌的結合處還近端，兩者之間有腱下囊（subtendinous bursa of latissimus dorsi muscle），減少兩者之間的摩擦。

另外，由於背闊肌在使背部後彎時也會拉長，在背部呈現後彎姿勢的案例中，此肌肉為肩關節上提的受限因子（圖11）。

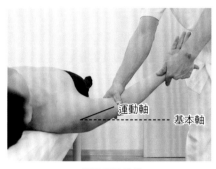

a：鎖骨部位纖維　　　　　　　　　　b：胸肋部位纖維

圖10：胸大肌的伸展測試

a：在鎖骨部位纖維的伸展測試，將肩關節外展40°、內外旋正中位置設為開始姿勢，接著將上肢往後方牽引。往後方牽引時的角度未達伸展20°的情況，懷疑為鎖骨部位纖維的伸展性降低。

b：在胸肋部位纖維的伸展測試，將肩關節外展90°、內外旋正中位置設為開始姿勢，接著使肩關節水平伸展。水平伸展未達20°的情況，懷疑為胸肋部位纖維伸展性的降低。

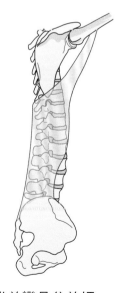

腰椎前彎骨盆前傾

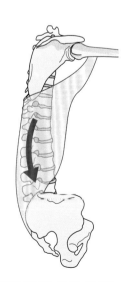

腰椎後彎骨盆前傾

圖11：背闊肌

背闊肌在軀幹側附著於肩胛骨下角、胸椎和腰椎以及髂骨稜，在肱骨側附著於小結節嵴。若胸椎、腰椎後彎，骨盆後傾，由於背闊肌將伸展，靜止張力提升，肩關節的上提將受限。

背闊肌的壓痛評估

　　由於背闊肌在肩胛骨的外側緣宛如包覆大圓肌般往前方迴繞，因而經常在下角附近的最上部纖維確認壓痛。有鑑於此，背闊肌的壓痛評估，要觸診位於肩胛骨下角尾側的腹肌。從肩關節到小結節崎為止為肌腱，在這個部位幾乎不會確認到壓痛。

　　評估姿勢為側臥姿，在胸椎、腰椎後彎、骨盆後傾使背闊肌伸展。接著讓肩關節保持外旋，往屈曲方向引導，由於超過120°後會緊繃，變得容易確認壓痛部位（圖12）。

背闊肌的伸展測試

　　評估姿勢為側臥姿，左右髖關節呈現最大屈曲、胸腰椎後彎、骨盆後傾，將肩關節內外旋正中位置設為開始姿勢。接著讓肩關節屈曲，未達屈曲120°的情況，懷疑為背闊肌伸展性的降低（圖13）。

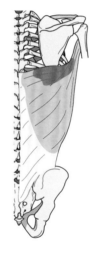

■壓痛好發部位

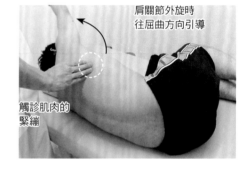

肩關節外旋時
往屈曲方向引導

觸診肌肉的
緊繃

圖12：背闊肌的壓痛評估

背闊肌的壓痛經常在下角附近的最上部纖維確認。

2）深層肌肉

　　與肩膀關聯的深層肌肉，有棘上肌、棘下肌、小圓肌、肩胛下肌、大圓肌（圖14）。在五十肩，這些肌肉發生攣縮及縮短的結果，非常容易導致關節活動度的減少及疼痛。以下介紹深層肌肉的功能與其評估法。

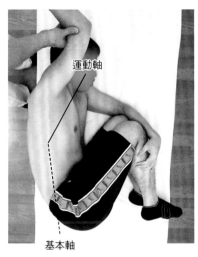

圖13：背闊肌的伸展測試

讓左右髖關節最大屈曲、胸腰椎後彎、骨盆後傾，將肩關節的內外旋正中位置設為開始姿勢。肩關節未達屈曲120°的情況，懷疑為背闊肌的伸展性降低。

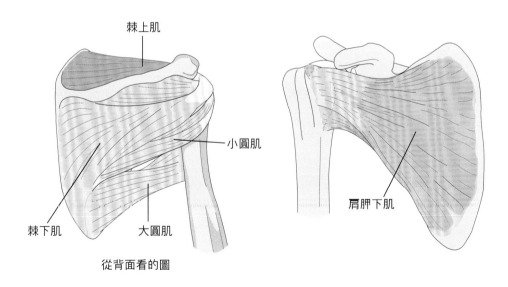

從背面看的圖

圖14：深層肌肉

與肩膀關聯的深層肌肉，有棘上肌、棘下肌、小圓肌、肩胛下肌、大圓肌。

① 棘上肌

棘上肌在肩胛骨側附著於棘上窩，在肱骨側附著於大結節（上面）。此肌肉在肩膀往肩胛骨面上內收時伸展，外展時收縮。同時，也形成將肱骨頭往關節窩推擠的支點形成作用（圖15）。

棘上肌與棘下肌的攣縮，由於肩關節外展運動的肌肉出力也降低，因此肩關節的支撐性也降低。同時，這些肌肉的攣縮會使上方支撐組織產生沾粘，與五十肩的疼痛有密切的關係。不僅如此，棘上肌及棘下肌容易發生旋轉肌袖斷裂，包含此現象在內，與上方支撐組織的沾粘及周圍的疼痛關聯性大。因此在五十肩的臨床上，需要這些肌肉的妥善評估與治療。

棘上肌的壓痛評估

棘上肌的壓痛，經常在棘上窩的內側1/4處出現。同時，肩峰下內側部有時也會發生壓痛。前部纖維在上角部附近，後部纖維在肩胛棘的上緣顯著（圖16）。前部纖維的壓痛評估，要觸診棘上窩至上角部附近，將肩關節往伸展、內收、外旋方向引導，由於前部纖維緊繃，便容易確認到壓痛部位。後部纖維的壓痛評估，要觸診棘上窩至肩胛棘上緣，將肩關節往伸展、內收、內旋方向引導，由於後部纖維緊繃，便容易確認到壓痛部位。

棘上肌的伸展測試

評估姿勢用坐姿，肩關節在外展45°的姿勢固定肩胛骨。前部纖維的伸展測試，將肩關節更加外旋30°的姿勢設為開始姿勢。接著，使肩關節內收，內外展未達0°的情況，懷疑為前部纖維的伸展性降低（圖17-a）。

後部纖維的伸展測試，將肩關節內旋30°的姿勢設為開始姿勢。接著使肩關節內收，內外展未達0°的情況，懷疑為後部纖維的伸展性降低（圖17-b）。

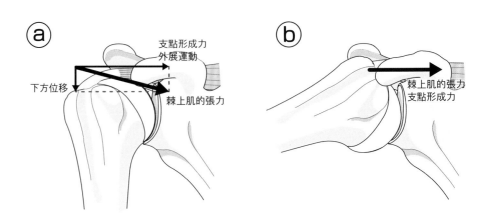

圖15：對於棘上肌的肱骨作用

a：在下降時棘上肌的作用
b：在上提時棘上肌的作用

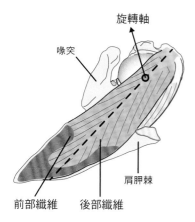

旋轉軸

喙突

前部纖維　後部纖維

肩胛棘

■壓痛好發部位

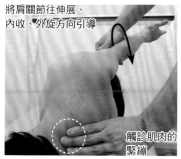

將肩關節往伸展、
內收、外旋方向引導

觸診肌肉的
緊繃

a：前部纖維

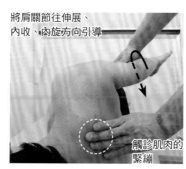

將肩關節往伸展、
內收、內旋方向引導

觸診肌肉的
緊繃

b：後部纖維

圖16：棘上肌的壓痛評估

a：前部纖維的壓痛評估，要觸診棘上窩，並進一步來到上角部附近。將肩關節往伸
　展、內收、外旋方向引導，由於前部纖維緊繃，便容易確認壓痛部位。

b：後部纖維的壓痛評估，要觸診棘上窩，並進一步來到肩胛棘的上緣。將肩關節往伸
　展、內收、內旋方向引導，由於後部纖維緊繃，便容易確認壓痛部位。

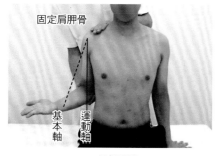

固定肩胛骨

基本軸　運動軸

a：前部纖維

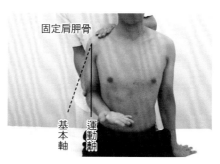

固定肩胛骨

基本軸　運動軸

b：後部纖維

圖17：棘上肌的伸展測試

在肩關節外展45°時固定肩胛骨。

a：前部纖維的伸展測試，將肩關節更加外旋30°的姿勢設為開始姿勢。接著，內外展未達0°的情
　況，懷疑為前部纖維的伸展性降低。

b：後部纖維的伸展測試，將肩關節更加內旋30°的姿勢設為開始姿勢。接著，內外展未達0°的情
　況，懷疑為後部纖維的伸展性降低。

② 棘下肌

棘下肌分為上部纖維與下部纖維，在肩胛骨側附著於棘下窩的上方與下方，在肱骨側皆附著於大結節（從中面至前面）。上部纖維在第一姿勢的內旋伸展，在外旋收縮。下部纖維在第二姿勢的內旋時伸展，外旋時收縮。

棘上肌與棘下肌同樣會出現上方支撐組織的沾粘，與五十肩疼痛有密切的關聯性。

棘下肌的壓痛評估

棘下肌的壓痛，上部纖維經常出現於肩胛棘下緣附近，下部纖維出現於肩胛骨外側緣。特別在肩肱關節的背部顯著出現（圖18）。上部纖維的壓痛評估，要觸診肩胛棘的下緣，逐漸接近肩肱關節。若在肩關節伸展時往內旋方向引導，由於上部纖維緊繃，較容易確認壓痛部位。下部纖維的壓痛評估，觸診小圓肌起始點的附近，逐漸接近肩肱關節。在肩關節外展時往內旋方向引導，由於下部纖維緊繃，較容易確認壓痛部位。

棘下肌的伸展測試

評估姿勢設為仰臥姿。上部纖維的伸展測試，將肩關節屈曲30°的姿勢設為開始姿勢，在肩關節的內外旋正中位置固定肩胛骨。接著使肩關節內旋，內旋未達90°的情況，懷疑為上部纖維的伸展性降低（圖19-a）。下部纖維的伸展測試，將肩關節外展90°的姿勢設為開始姿勢，在肩關節的內外旋正中位置固定肩胛骨。此時使肩關節內旋，內旋未達30°的情況，懷疑為下部纖維的伸展性降低（圖19-b）。

③ 小圓肌

小圓肌在肩胛骨側附著於外側緣，在肱骨側附著於大結節背面。與棘下肌皆在外旋運動作用，特別在第三姿勢時小圓肌的作用增加。同時，與後方關節囊結合，具有在肩關節外旋運動時防止後方關節囊夾擠的重要功能。

小圓肌由通過腋窩神經的四角空間（quadrilateral space：以下稱QLS*）構成。因此，此肌肉的攣縮與腋窩神經的擠壓有關。三角肌周圍出現疼痛的情況，首先可進行此肌肉的評估及治療，診斷與腋窩神經領域疼痛的關聯。由於構成QLS的肱骨、肱三頭肌（長頭）、大圓肌、小圓肌之中三種肌肉互相有纖維性的結合，因此同時緩和這些肌肉的緊繃很重要。

---

* QLS 指被肱骨外科頸、肱三頭肌、小圓肌、大圓肌圍繞的空隙，腋窩神經分布於此。

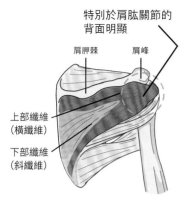

特別於肩肱關節的
背面明顯

肩胛棘　　肩峰

上部纖維
（橫纖維）

下部纖維
（斜纖維）

■疼痛好發部位

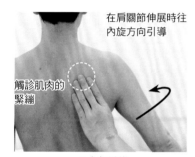
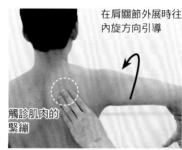

在肩關節伸展時往
內旋方向引導

觸診肌肉的
緊繃

a：上部纖維

在肩關節外展時往
內旋方向引導

觸診肌肉的
緊繃

b：下部纖維

圖18：棘下肌的壓痛評估

a：上部纖維的壓痛評估，要觸診肩胛棘的下緣，逐漸接近肩肱關節。若在肩關節伸
展時往內旋方向引導，由於上部纖維緊繃，較容易確認壓痛部位。

b：下部纖維的壓痛評估，觸診小圓肌起始點的附近，逐漸接近肩肱關節。在肩關節
外展時往內旋方向引導，由於下部纖維緊繃，較容易確認壓痛部位。

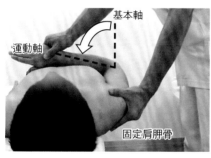
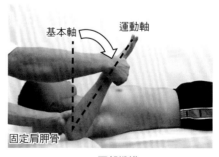

基本軸

運動軸

固定肩胛骨

a：上部纖維

基本軸　　運動軸

固定肩胛骨

b：下部纖維

圖19：棘下肌的伸展測試

a：上部纖維的伸展測試，將肩關節屈曲30°（原本用下降姿勢較為妥當，不過若內旋便會與軀幹
衝撞）的姿勢設為開始姿勢，在肩關節的內外旋正中位置固定肩胛骨。接著使肩關節內旋，內
旋未達90°的情況，懷疑為上部纖維的伸展性降低。

b：下部纖維的伸展測試，將肩關節外展90°的姿勢設為開始姿勢，在肩關節的內外旋正中位置固
定肩胛骨。此時使肩關節內旋，內旋未達30°的情況，懷疑為下部纖維的伸展性降低。

小圓肌的壓痛評估

小圓肌的壓痛，經常於上肌束、下肌束所有分布部位確認。特別在大結節的附著處附近明顯（圖20）。同時，在四角空間確認壓痛的案例，小圓肌的壓痛有增強的傾向。小圓肌壓痛的評估，要觸診肩胛骨外側緣的近側，逐漸接近肱骨大結節。由於在肩關節屈曲時往內旋方向引導會緊繃，較容易確認壓痛部位。

小圓肌的伸展測試

評估姿勢採取坐姿。小圓肌的伸展測試，將肩關節屈曲90°的姿勢設為開始姿勢，在肩關節內外旋正中位置固定肩胛骨。接著讓肩關節內旋，未達內旋30°的情況，懷疑為小圓肌伸展性的降低（圖21）。

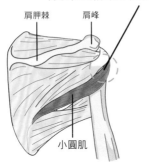
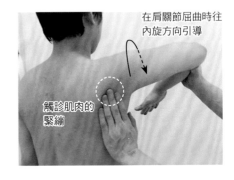

特別在大結節附著處附近明顯

肩胛棘　肩峰

在肩關節屈曲時往內旋方向引導

小圓肌

觸診肌肉的緊繃

■壓痛好發部位

圖20：小圓肌的壓痛評估

小圓肌壓痛的評估，要觸診肩胛骨外側緣的附近，逐漸接近肱骨大結節。由於在肩關節屈曲時往內旋方向引導會緊繃，較容易確認壓痛部位。

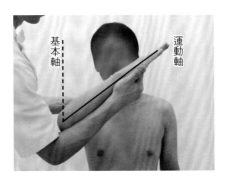

基本軸　　運動軸

圖21：小圓肌的伸展測試

小圓肌的伸展測試，將肩關節屈曲90°、內外旋正中位置設為開始姿勢。接著讓肩關節內旋，未達內旋30°的情況，懷疑為小圓肌伸展性的降低。

④ 肩胛下肌

肩胛下肌分為上部纖維與下部纖維，在肩胛骨側附著於肩胛下窩的上下方，在肱骨側皆附著於小結節。上部纖維在第一姿勢外旋時伸展，內旋時收縮。下部纖維在第二姿勢外旋時伸展，內旋時收縮。

此肌肉與旋轉肌間隔周圍的攣縮與疼痛有關。若此肌肉攣縮的情況，由改善攣縮，便能夠擴大第一姿勢及第二姿勢的外旋活動度，應可有助於旋轉肌間隔周圍的疼痛改善。上部纖維經常與喙肱韌帶沾粘。下部纖維的肌肉實質含有量大，在五十肩是容易縮短的肌肉之一。

肩胛下肌的壓痛評估

肩胛下肌可能在肩胛骨外側部及小結節觸診，上部纖維、下部纖維的壓痛皆經常在肩胛下窩的外側緣（胸大肌的深層）附近出現（圖22）。

上部纖維壓痛的評估，將肩關節輕度外展，觸診肩胛骨外側緣的最上部纖維。讓肩關節內收，且往外旋方向引導，由於上部纖維緊繃，較容易確認壓痛部位。

下部纖維壓痛的評估，觸診肩胛骨外側緣（大圓肌的內側）附近，在肩關節外展的情況下往外旋方向引導，由於下部纖維緊繃，較容易確認壓痛部位。

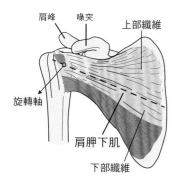

■壓痛好發部位

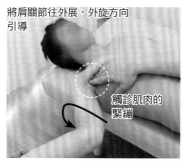

a：上部纖維

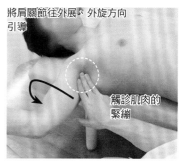

b：下部纖維

圖22：肩胛下肌的壓痛評估

a：上部纖維壓痛的評估，將肩關節輕度外展，觸診肩胛骨外側緣的最上部纖維。讓肩關節內收，且往外旋方向引導，由於上部纖維緊繃，較容易確認壓痛部位。

b：下部纖維壓痛的評估，觸診肩胛骨外側緣（大圓肌的內側）附近。在肩關節外展的情況下往外旋方向引導，由於下部纖維緊繃，較容易確認壓痛部位。

肩胛下肌的伸展測試

評估姿勢採取仰臥姿。上部纖維的伸展測試，將肩關節下降的姿勢設為開始姿勢，在肩關節的內外旋正中位置固定肩胛骨。接著使肩關節外旋，外旋未達60°的情況，懷疑為上部纖維伸展性的降低（**圖23-a**）。

下部纖維的伸展測試，將肩關節外展90°的姿勢設為開始姿勢，在肩關節的內外旋正中位置固定肩胛骨。接著使肩關節外旋，外旋未達90°的情況，懷疑為下部纖維伸展性的降低（**圖23-b**）。

⑤ 大圓肌

大圓肌在肩胛骨側附著於外側緣至下角，在肱骨側附著於小結節嵴。在第三姿勢外旋時伸展，內旋時收縮。

此肌肉不僅會成為肩關節屈曲方向的受限因子，若在小圓肌及肱三頭肌長頭皆欠缺伸展性的情況下要求屈曲，將引起QLS變狹窄，腋窩神經領域的疼痛。如同小圓肌的說明所述，由於構成四角空間的肱骨、肱三頭肌（長頭）、大圓肌、小圓肌之中的三種肌肉彼此有纖維性的結合，因此同時緩和這些肌肉的緊繃很重要。

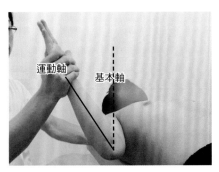
a：上部纖維

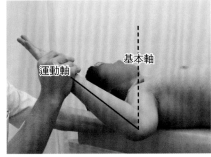
b：下部纖維

圖23：肩胛下肌的伸展測試

a：上部纖維的伸展測試，將肩關節下降的姿勢設為開始姿勢，在肩關節的內外旋正中位置固定肩胛骨。接著使肩關節外旋，外旋未達60°的情況，懷疑為上部纖維伸展性的降低。

b：下部纖維的伸展測試，將肩關節外展90°的姿勢設為開始姿勢，在肩關節的內外旋正中位置固定肩胛骨。接著使肩關節外旋，外旋未達90°的情況，懷疑為下部纖維伸展性的降低。

大圓肌的壓痛評估

大圓肌的壓痛，經常於全肌肉上確認。特別在下角的附著部附近顯著（圖24）。

大圓肌的伸展測試

評估姿勢採取坐姿。大圓肌的伸展測試，將肩關節屈曲90°的姿勢設為開始姿勢，在肩關節的內外旋正中位置固定肩胛骨。接著讓肩關節外旋，外旋未達80°的情況，懷疑為大圓肌的伸展性降低（圖25）。

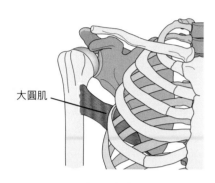

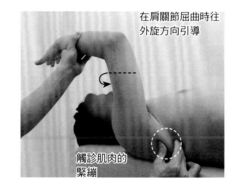

大圓肌

■壓痛好發部位

在肩關節屈曲時往外旋方向引導

觸診肌肉的緊繃

圖24：大圓肌的壓痛評估

大圓肌的壓痛評估，觸診位於肩胛骨外側緣的圓形肌束後方。在肩關節屈曲時往外旋方向引導，由於緊繃，較容易確認壓痛部位。

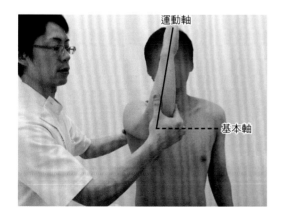

運動軸

基本軸

圖25：大圓肌的伸展測試

大圓肌的伸展測試，肩關節屈曲90°，將內外旋正中位置設為開始姿勢。此時讓肩關節外旋，未達外旋80°的情況，懷疑為大圓肌伸展性的降低。

2.肩胛胸廓關節周圍的肌肉功能與其評估

　　與肩胛胸廓關節相關的淺層肌肉主要使肩胛骨做上旋轉，而深層肌肉主要使肩胛骨做下旋轉。因此，淺層肌肉使肩關節屈曲及外展運動增加，深層肌肉使肩關節的伸展及內收運動增加。而由於五十肩是以肩肱關節為主的障礙，若患者親自記住以肩胛胸廓關節為中心的肩關節移動方式，就能夠多少避免疼痛。也就是說，從炎症存在的疼痛期促進肩胛胸廓關節的活動度擴大是很重要的。

　　評估肩胛胸廓關節時，由於受到肩鎖關節及胸鎖關節的影響，難以單獨地評估。因此，可以用這些部位的複合性評估及觀察的方法。筆者會對肩胛區周圍進行下述的複合性評估方法。這些評估在查看肩胛區周圍整體的硬度時，是作為指標的有用方法。

　　評估為側臥姿，將髖關節屈曲90°，一邊固定骨盆一邊讓肩胛骨下降、內收、後傾、上旋轉（圖26）。此時，肩胛區未到達地面的情況呈現陽性。陽性的情況，首先懷疑肌肉伸展性降低，在觸診與伸展提肩胛肌、菱形肌、胸小肌的前提下，仔細地評估。

　　五十肩是引起以肩肱關節為主的障礙，另一方面，較少引起肩胛胸廓關節周圍肌肉的炎症，能夠從早期就設為治療目標進行復健。以下說明關於肩胛胸廓關節周圍肌肉的功能。

　　另外，在掌握肩胛胸廓關節的前提下，理解解剖學指標（landmark）有助於觸診。簡單來說，耳垂後方為第1頸椎，頸部與軀幹連接處為第7頸椎，喉頭為第3頸椎的位置。因此，若將耳垂下方至肩膀的距離分為七等分，便能夠掌握大致上的頸椎位置。同時，肩胛骨的上角為第2胸椎，下角為第7胸椎高度的位置，若與頸椎用同樣方式計算，便能夠掌握胸椎大致上的位置（圖27）。

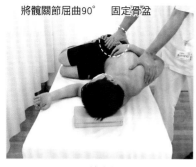

將髖關節屈曲90° 固定骨盆

開始姿勢

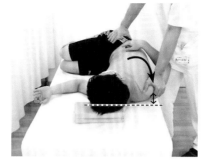

評估時

圖26：肩胛區周圍的評估（評估姿勢：側臥姿）

將髖關節屈曲90°，一邊固定骨盆一邊讓肩胛骨下降、內收、後傾、上旋轉。肩胛區碰觸床面的情況為陰性，未碰觸的情況便測量其距離。

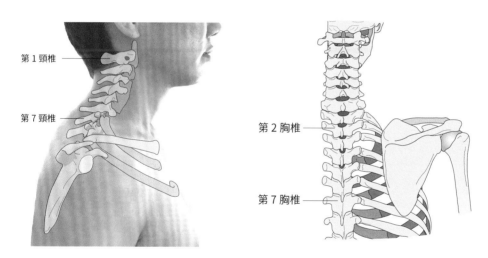

第1頸椎

第7頸椎

第2胸椎

第7胸椎

圖27：解剖學指標

耳垂後方為第1頸椎，頸部與軀幹連接處為第7頸椎，喉頭為第3頸椎的位置。同時，肩胛骨的上角為第2胸椎，下角為第7胸椎高度的位置。

1） 淺層肌肉

影響肩胛胸廓關節的淺層肌肉，有斜方肌與前鋸肌。五十肩是由於主要由這些肌肉欲執行肩關節的運動時，經常出現肌肉硬結。這些因素的其中之一為姿勢，若脊椎全體後彎，肩胛骨呈現外展，斜方肌的中部纖維、下部纖維、前鋸肌的肌力難以發揮。進一步將肩膀抬高，若正常則肩胛骨下降，但五十肩姿勢的肩胛骨會上提。因此，旋轉軀幹的動作及上舉上肢的動作變困難。

① 斜方肌

斜方肌分為上部纖維、中部纖維、下部纖維，上部纖維在脊椎側附著於頸椎，肩胛骨側附著於鎖骨。中部纖維在脊椎側附著於上胸椎，肩胛骨側附著於肩峰至肩胛棘。下部纖維在脊椎側附著於下胸椎，在肩胛骨側附著於肩胛棘三角（圖28）。

上部纖維在肩胛骨下降與下旋轉時伸展，中部纖維與下部纖維在肩胛骨內收、上旋轉時收縮。

同時，在此肌肉確認到壓痛症狀及伸展性降低的情況非常少見。斜方肌上部纖維作為肩膀僵硬的肌肉而廣為人知，而筆者推測其原因為位於深層的提肩胛肌。同樣地，斜方肌中部纖維的疼痛，推測源於其深層位置的菱形肌。因此，便省略斜方肌的壓痛評估及伸展測試。

② 前鋸肌

前鋸肌分為上部纖維與下部纖維，上部纖維在肋骨側附著於第1、2肋骨，下部纖維附著於第3～9肋骨。

上部纖維在肩胛骨內收與上旋轉時伸展，外展與下旋轉時收縮。下部纖維在肩胛骨內收與下旋轉時伸展，在外展與上旋轉時收縮（圖29）。前鋸肌為肩胛骨內收受限相關的唯一肌肉，若改善此肌肉的伸展性，一般就能增加肩關節的外展活動度。同時，在改善疼痛弧（painful arc sign）方面也很重要。

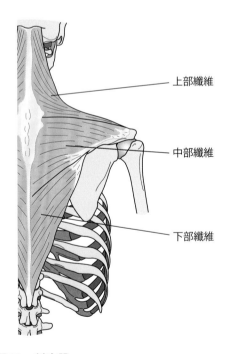

上部纖維

中部纖維

下部纖維

圖28：斜方肌

斜方肌分為上部纖維、中部纖維、下部纖維，上部纖維在脊椎側附著於頸椎，在肩胛骨側附著於鎖骨。中部纖維在脊椎側附著於上胸椎，在肩胛骨側附著於肩峰至肩胛棘。下部纖維在脊椎側附著於下胸椎，在肩胛骨側附著於肩胛棘三角。

前鋸肌的壓痛評估

　　雖然能夠經常用上部纖維確認前鋸肌的壓痛，在容易出現駝背的五十肩，也可用下部纖維確認。上部纖維的壓痛容易在第1肋骨的附著部確認，由於肌肉肥厚，因此容易觸診（圖30）。

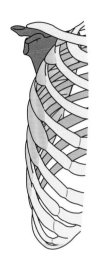
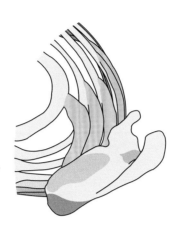

圖29：前鋸肌

前鋸肌分為上部纖維與下部纖維，上部纖維在肋骨側附著於第1、2肋骨，下部纖維附著於第3～9肋骨，在肩胛骨側，附著於肋骨面的內側邊緣。

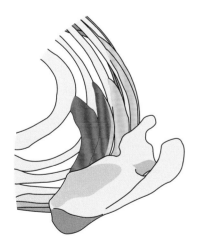

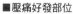
■壓痛好發部位

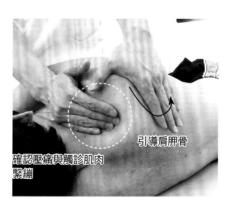

引導肩胛骨

確認壓痛與觸診肌肉緊繃

圖30：前鋸肌的壓痛評估

上部纖維的壓痛，經常發生於從上角的兩根手指外側偏腹側位置的第1肋骨附近。由於肌肉肥厚，因此不難觸診，不過在觸診第1肋骨的情況下將肩胛骨往內收、上旋轉方向引導，能夠更輕易確認肌肉的緊繃。

前鋸肌的伸展測試

評估姿勢設為側臥姿。上部纖維的伸展測試，將肩關節屈曲的位置設為開始姿勢，將肩胛骨做上旋轉、外展。在上部纖維確認伸展痛的情況，懷疑為上部纖維伸展性的降低（圖31-a）。下部纖維的伸展測試，將肩關節下垂的姿勢設為開始姿勢，將肩胛骨下旋轉、外展。在下部纖維確認伸展痛的情況，懷疑為下部纖維伸展性的降低（圖31-b）。

2）深層肌肉

影響肩胛胸廓關節的深層肌肉，有提肩胛肌、大小菱形肌、胸小肌。若這些肌肉的伸展性降低，肩胛骨上旋轉受限。因此，肩關節屈曲及外展運動受限。

① 提肩胛肌

提肩胛肌在肩胛骨側附著於上角，在頸椎側附著於第1～4頸椎橫突（圖32）。在肩胛骨下降與上旋轉時伸展，在上提與下旋轉時收縮。提肩胛肌為與肩胛骨的下降受限有關的肌肉之一，在此肌肉縮短的前提下上提肩關節，肩胛骨也將跟著上提，是引起肩峰下夾擠的原因。作為肩膀僵硬的肌肉而廣為人知，在容易呈現駝背的五十肩改善此肌肉的伸展，是為順利進行治療的條件。

提肩胛肌的壓痛評估

可經常在整體肌腹上確認提肩胛肌的壓痛，特別在肩胛骨上角的肌纖維肥厚，是容易好發的部位（圖33）。

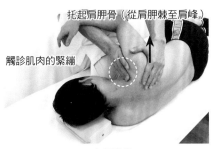
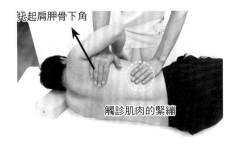

托起肩胛骨（從肩胛棘至肩峰）　翹起肩胛骨下角

觸診肌肉的緊繃　觸診肌肉的緊繃

a：上部纖維　　　　b：下部纖維

圖31：前鋸肌的伸展測試

a：關於上部纖維，將肩關節屈曲的位置設為開始姿勢，將肩胛骨上旋轉、外展。在上部纖維確認伸展痛的情況，懷疑為上部纖維伸展性的降低。

b：關於下部纖維，將肩關節下垂的姿勢設為開始姿勢，將肩胛骨下旋轉、外展。在下部纖維確認伸展痛的情況，懷疑為下部纖維伸展性的降低。

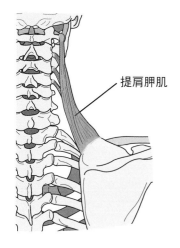

圖32：提肩胛肌

提肩胛肌在肩胛骨側附著於上角,在頸椎側附著於第1～4頸椎橫突。

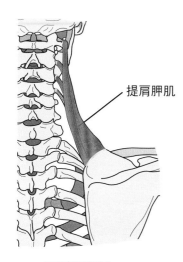

■壓痛好發部位

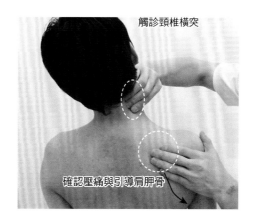

觸診頸椎橫突

確認壓痛與引導肩胛骨

圖33：提肩胛肌的壓痛評估

可經常在整體肌腹上確認提肩胛肌的壓痛,特別在肩胛骨上角的肌纖維肥厚,是容易好發的部位。
觸診第1～4頸椎橫突,確認壓痛。將肩胛骨上角往下降、上旋轉方向引導,能夠確認緊繃。

提肩胛肌的伸展測試

評估姿勢設為坐姿。提肩胛肌的伸展測試，將肩關節下垂的位置設為開始姿勢，把頸椎往另一側側屈，讓肩胛骨上旋轉、下降。在提肩胛肌確認有伸展痛的情況，懷疑為提肩胛肌伸展性的降低（圖34）。

② 大、小菱形肌

大、小菱形肌在肩胛骨側附著於內側緣，在脊椎側附著於第7頸椎～第5胸椎的棘突（圖35）。在肩胛骨外展與上旋轉時伸展，在內收與下旋轉時收縮。菱形肌為與肩胛骨的外展受限有關的肌肉之一。若改善此肌肉的伸展性，經常可增加肩關節的屈曲活動度及手伸向腰背動作的活動度。同時，在改善疼痛弧徵象（painful arc sign）方面也很重要。

菱形肌的壓痛評估

可經常在整體肌腹上確認菱形肌的壓痛，特別是肩胛骨內側緣的肌纖維肥厚，是容易好發的部位（圖36）。

菱形肌的伸展測試

評估姿勢設為側臥姿。大菱形肌的伸展測試，將肩關節屈曲的位置設為開始姿勢，使大菱形肌分離般將肩胛骨上旋轉、外展。在大菱形肌確認有伸展痛的情況，懷疑為大菱形肌伸展性的降低。小菱形肌的伸展測試，將肩關節屈曲的位置設為開始姿勢，使小菱形肌分離般將肩胛骨上旋轉、外展。在小菱形肌確認有伸展痛的情況，懷疑為小菱形肌伸展性的降低（圖37）。

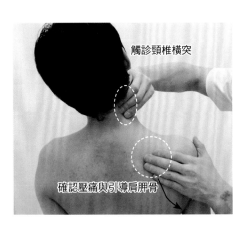

圖34：提肩胛肌的伸展測試
（評估姿勢：坐姿）

提肩胛肌的伸展測試，將肩關節下垂的位置設為開始姿勢，把頸椎往另一側側屈，讓肩胛骨上旋轉、下降。在提肩胛肌確認有伸展痛的情況，懷疑為提肩胛肌伸展性的降低。

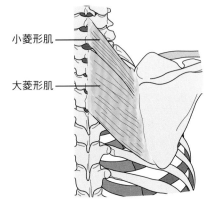

圖35：菱形肌

大、小菱形肌在肩胛骨側附著於內側緣，在脊椎側附著於第7頸椎～第5胸椎棘突。

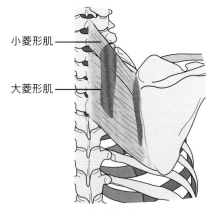

小菱形肌 ——

大菱形肌 ——

■壓痛好發部位

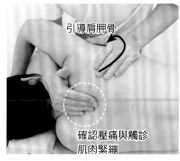

引導肩胛骨

確認壓痛與觸診
肌肉緊繃

大菱形肌

引導肩胛骨

確認壓痛與觸診
肌肉緊繃

小菱形肌

圖36：菱形肌的壓痛評估

可經常在整體肌腹上確認提菱形肌的壓痛，特別是肩胛骨內側緣的肌纖維肥厚，是
容易好發的部位。菱形肌的壓痛，經常可在大菱形肌及小菱形肌的脊椎側及肩胛骨
內側緣確認。大菱形肌的壓痛，觸診比肩胛棘三角更遠端的位置。將肩胛骨往外
展、上旋轉方向引導，可確認緊繃。小菱形肌的壓痛，觸診比肩胛棘三角更近端的
位置。將肩胛骨往外展、上旋轉方向引導，能夠確認緊繃。

托起肩胛骨（從肩胛棘至肩峰）

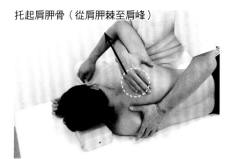

圖37：菱形肌的伸展測試（評估姿勢：側臥姿）

大菱形肌的伸展測試，將肩關節屈曲的位置設為開始姿勢，
使大菱形肌分離般將肩胛骨上旋轉、外展。在大菱形肌確認
有伸展痛的情況，懷疑為大菱形肌伸展性的降低。
小菱形肌的伸展測試，將肩關節屈曲的位置設為開始姿勢，
使小菱形肌分離般將肩胛骨上旋轉、外展。在小菱形肌確認
有伸展痛的情況，懷疑為小菱形肌伸展性的降低。

③ 胸小肌

胸小肌在肋骨側附著於第2～5肋骨，在肩胛骨側附著於喙突（圖38）。在肩胛骨後傾與上旋轉時伸展，在前傾與下旋轉時收縮。在五十肩的治療上，是最先需要伸展性及柔軟度的肌肉。不如說，若不使此肌肉恢復便展開治療的話，治療一定會遇到瓶頸，因此可說是應該注意的肌肉。同時，由於解剖學上的因素，不只肩胛胸廓，也會對肩肱關節造成影響，便是此肌肉的特徵。

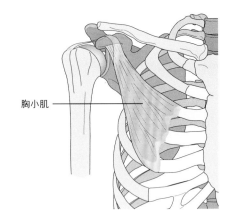

胸小肌 ——

圖38：胸小肌

胸小肌在肋骨側附著於第2～5肋骨側附著於喙突。

胸小肌的壓痛評估

可經常在整體肌腹上確認有胸小肌的壓痛，特別在喙突遠端2～3根手指寬度處的壓痛強烈，由於臂神經叢也分布於此，是容易好發的部位(圖39)。

胸小肌的伸展測試

評估姿勢為坐姿。胸小肌的伸展測試，將肩關節下降的位置設為開始姿勢，使肩胛骨上旋轉、後傾，同時，胸椎也往同側旋轉而使得伸展性增加。在胸小肌確認有伸展痛的情況，懷疑為胸小肌的伸展性降低（圖40）。

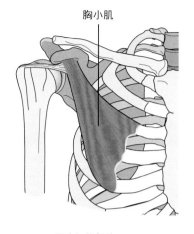

胸小肌

■壓痛好發部位

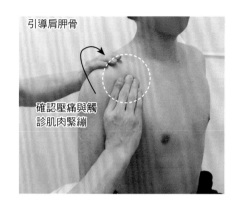

引導肩胛骨

確認壓痛與觸
診肌肉緊繃

圖39：胸小肌的壓痛評估

可經常在整體肌腹上確認有胸小肌的壓痛，特別在喙突遠端2～3根手指寬度處的壓痛強烈，由於臂神經叢也分布於此，是容易好發的部位。觸診喙突的遠端處，確認胸小肌的壓痛。將肩胛骨往上提、後傾、上旋轉方向引導，能夠確認緊繃。

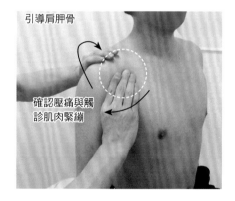

引導肩胛骨

確認壓痛與觸
診肌肉緊繃

圖40：胸小肌的伸展測試

胸小肌的伸展測試，將肩關節下降的位置設為開始姿勢，使肩胛骨上旋轉、後傾，同時，胸椎也往同側旋轉而使得伸展性增加。在胸小肌確認有伸展痛的情況，懷疑為胸小肌的伸展性降低。

3.影響上臂、肘關節的肌肉

在五十肩，除了肩肱關節及肩胛胸廓關節，附著於上臂及肘關節的肌肉也經常出現攣縮及縮短（圖41）。縱使較少成為主要的攣縮部位，但可說是絕不可忽視的肌群。同時，連接到肘關節的肌肉，成為來自肘關節的影響對肩關節造成負擔，因而病情發作的情況不在少數。因此，除了肩關節，對於肘關節的注意也不可怠慢。若仔細觀察五十肩案例的肘關節，可經常在活動末端的屈曲及伸展，以及下臂的內外翻出現受限的情況。因此，將上肢列入評估的姿勢很重要。

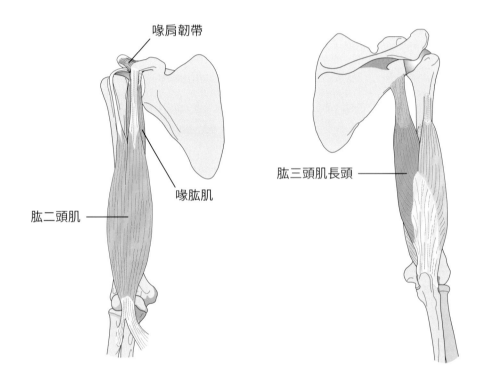

喙肩韌帶

喙肱肌

肱二頭肌

肱三頭肌長頭

圖41：影響上臂、肘關節的肌肉

在五十肩，除了肩肱關節及肩胛胸廓關節，附著於上臂及肘關節的肌肉也
經常出現攣縮及縮短。

① 肱二頭肌

　肱二頭肌在肩胛骨側，長頭附著於關節上結節，短頭附著於喙突，在肘關節側附著於橈骨粗隆及下臂屈肌腱膜。在肩關節伸展、肘關節伸展、下臂旋前時伸展，在肩關節屈曲、肘關節屈曲、下臂旋後時收縮。長頭容易出現炎症，是治療容易遇到瓶頸的肌肉之一。由於受到肌皮神經的支配，此肌肉容易在上臂正面出現帶狀的疼痛。關於短頭，不同的案例經常有肌皮神經直接貫通，若此肌肉的肌內壓上升，有時在肌皮神經感覺分支的外側下臂肌皮神經領域（下臂外側面）出現疼痛。

肱二頭肌的壓痛評估

　肱二頭肌的壓痛，比起腹肌，經常可在肌腱確認。長頭好發的部位在分布於二頭肌溝的部位，而短頭好發的部位在喙突遠端1～2手指寬度處。特別是許多確認有長頭壓痛的案例中，經常具有肱二頭肌長頭肌腱炎，治療容易陷入瓶頸。雖然在短頭較少確認疼痛，不過由於這裡是共同肌腱，在確認有疼痛的情況，喙肱肌也會出現壓痛是其特徵（圖42）。

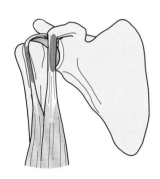

■壓痛好發部位

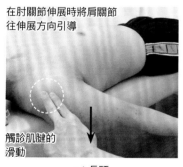

在肘關節伸展時將肩關節往伸展方向引導

觸診肌腱的滑動

a：長頭

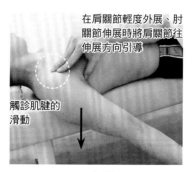

在肩關節輕度外展、肘關節伸展時將肩關節往伸展方向引導

觸診肌腱的滑動

b：短頭

圖42：肱二頭肌的壓痛評估

a：長頭的壓痛評估，由於在肘關節伸展時將肩關節往伸展方向引導，觸診二頭肌溝，可掌握往上下側方向分布的肌腱，可在此處確認壓痛。

b：短頭的壓痛評估，由於在肩關節輕度外展、肘關節伸展時將肩關節往伸展方向引導，觸診喙突的突端，能夠掌握共同肌腱，因此可在其位於表層的短頭確認壓痛。

肱二頭肌的伸展測試

評估姿勢採取臥姿。長頭的伸展測試，將肩關節下垂、內收、外旋且肘關節伸展時的位置設為開始姿勢，並將肩關節伸展，在伸展性極高的狀態下開始。在長頭確認有伸展痛的情況，懷疑為長頭伸展性的降低（**圖43-a**）。短頭的伸展測試中，將肩關節外展20°、肘關節下垂的位置設為開始姿勢，並讓肩關節伸展，提高伸展性。在短頭確認有伸展痛的情況，懷疑為短頭伸展性的降低（**圖43-b**）。

② 喙肱肌

喙肱肌在肩胛骨側附著於喙突，在肱骨側附著於中央的內側面。在肩關節伸展與外展時伸展，在屈曲與內收時收縮。由於肌皮神經直接貫通喙肱肌，若此肌肉的肌內壓增加，有時可在肌皮神經感覺分支的外側下臂肌皮神經領域（下臂外側面）確認疼痛。

喙肱肌的壓痛評估

比起肌腹，經常在肌腱確認喙肱肌的壓痛，在喙突遠端1～2根指寬與肌腹中央處，是容易好發的部位（**圖44**）。在水平伸展及將手伸向腰背動作時，肌皮神經通過的肌腹出現壓痛的案例，雖然在下臂外側會有疼痛，不過使壓痛消失後，這些疼痛不再，將恢復原狀，同時活動度也增加。

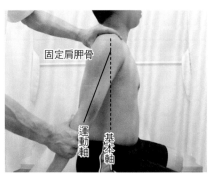

a：長頭

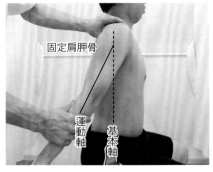

a：短頭

圖43：肱二頭肌的伸展測試

a：長頭的伸展測試，將肩關節下垂、肘關節伸展、下臂旋前的位置設為開始姿勢，固定肩胛骨。從這個姿勢將肩關節逐漸伸展。伸展未達30°的情況，懷疑為長頭伸展性的降低。

b：短頭的伸展測試中，將肩關節外展20°、肘關節伸展的位置設為開始姿勢，固定肩胛骨。接著將上肢往後方牽引。往後方牽引的角度未達30°的情況，懷疑為短頭伸展性的降低。

喙肱肌的伸展測試

　　將評估姿勢設為仰臥姿。喙肱肌的伸展測試，要將肩關節外展80°、內旋45°的位置設為開始姿勢，並讓肩關節水平伸展後，伸展性將增加。在喙肱肌確認有伸展痛的情況，懷疑為喙肱肌的伸展性降低（**圖45**）。

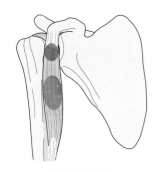

■壓痛好發部位

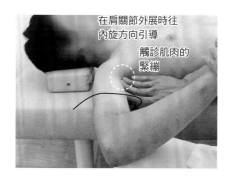

在肩關節外展時往
內旋方向引導

觸診肌肉的
緊繃

圖44：喙肱肌的壓痛評估

喙肱肌的壓痛，經常於喙突附著部與肌腹中央的肌皮神經貫通部位確認。評估時，觸診與肱二頭肌短頭的共同肌腱內側，在肩關節外展的情況直接往內旋方向引導，由於緊繃，較容易確認壓痛部位。

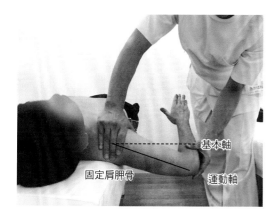

基本軸

固定肩胛骨　　　　運動軸

圖45：喙肱肌的伸展測試

喙肱肌的伸展測試，要將肩關節外展80°、內旋45°的位置設為開始姿勢，並讓肩關節水平伸展後，伸展性將增加。未達水平伸展30°且在喙肱肌確認有伸展痛的情況，懷疑為喙肱肌的伸展性降低。

③肱三頭肌長頭

肱三頭肌長頭在肩胛骨側附著於關節下結節，在肘關節側附著於肘突。在肩關節屈曲與肘關節屈曲時伸展，在肩關節伸展與肘關節伸展時收縮。由於構成QLS的三條肌肉相互有纖維性的結合，重要的是同時緩和這些緊繃。

肱三頭肌長頭的壓痛評估

可經常在關節下結節附近確認肱三頭肌長頭的壓痛。由於是構成四角空間的肌肉之一，該部位也是好發部位（圖46）。由於此肌肉的攣縮與腋窩神經的擠壓有關，三角肌周圍疼痛的情況，首先可對此肌肉評估及治療，診斷與腋窩神經領域疼痛之間的關聯。

肱三頭肌長頭的伸展測試

評估姿勢設為仰臥姿。肱三頭肌長頭的伸展測試，將肩關節下降、肘關節最大屈曲的位置設為開始姿勢，並讓肩關節屈曲，則伸展性增加。在肱三頭肌長頭確認有伸展痛的情況，懷疑為肱三頭肌長頭伸展性的降低（圖47）。

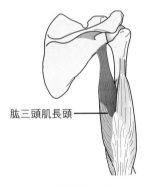

肱三頭肌長頭

■壓痛好發部位

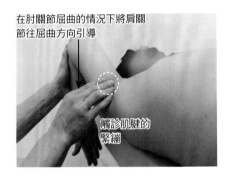

在肘關節屈曲的情況下將肩關節往屈曲方向引導

觸診肌腱的緊繃

圖46：肱三頭肌長頭的壓痛評估

可經常在關節下結節附近確認肱三頭肌長頭的壓痛。肱三頭肌長頭的壓痛評估，觸診肩胛骨下結節，在肘關節屈曲的情況下往肩關節屈曲方向引導。這麼一來，肌腱的僵硬變得明顯，壓痛部位也較容易確認。

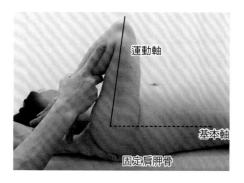

運動軸

基本軸

固定肩胛骨

圖47：肱三頭肌長頭的伸展測試

肱三頭肌長頭的伸展測試，將肩關節下降、肘關節
最大屈曲的位置設為開始姿勢。接著讓肩關節逐漸
屈曲。屈曲未達80°的情況，懷疑為肱三頭肌長頭
伸展性的降低。

彙整

　　為了對五十肩進行適當的治療，闡述了各個肌肉的功能與評估法。從疼痛期轉變至
攣縮期的過程，攣縮的因素在於肌肉的情況相當常見。在疼痛期，控制炎症造成的疼
痛，同時也必須促進肩胛區活動度擴大。因此，重要的是理解肩胛區周圍肌肉的功能
性解剖。接著在攣縮期，需要炎症鎮靜之後解決肩肱關節攣縮的評估與治療技術。在
本章介紹了肩肱關節周圍肌肉的壓痛評估與伸展測試，理解是肌肉的攣縮、痙攣抑或
縮短之後再臨床操作，可有助於達到成效。

第3章
關於五十肩的病狀

第3章　關於五十肩的病狀

1.五十肩的概念

　　五十肩無論男女，好發於40～50多歲的年齡層，這是肩關節周圍疼痛與活動度受限的疾病，原因尚不明朗。定義上，五十肩是可在6個月～2年以內自然痊癒的疾病，由於症狀穩定了，因而首度診斷五十肩便是病因。

　　也就是說，即便診斷為五十肩，由主治醫師做各式各樣的檢查及以臨床經驗來判斷「恐怕是五十肩吧」，在治療階段難以明確地診斷，便是現狀。

　　五十肩為老化現象之一，無關乎是否為進行性的疾病，是以會自然恢復為前提的奇特疾病。最近也有研究指出，患者本身的身體受到細菌及病毒錯誤的攻擊，免疫學上的因子可能與炎症發生有關。而且也知道，糖尿病患者與非糖尿病患者相比，發生率相當高。另外，五十肩意外地也會發生在20～30多歲的族群，年紀越輕，有越快速恢復的傾向。

　　接著簡單說明用於五十肩的影像診斷與物理治療師的診斷。

1）影像診斷

　　雖然用X光檢查很少找出異常的症狀，不過有時可確認到大結節的骨骼硬化及肩峰的骨贅。同時，由於會迴避疼痛而採取駝背的姿勢，有時可在肩胛骨下旋轉、鎖骨下降的位置觀察到。

　　超音波影像診斷適合用於觀察肩峰下滑液囊、旋轉肌袖、肱二頭肌長頭肌腱等處的病狀。MRI適合觀察軟組織及骨骼組織的損傷程度，雖然能夠掌握超音波影像診斷難以觀察的肩峰正下方及骨骼深層的狀況，不過有時需要預約，難以即時獲得資訊。

2）物理診斷

　　關於五十肩，要檢查肩關節的活動度、肌肉緊繃、疼痛部位以及性質（鈍痛及銳痛）。在肩關節的活動度檢查中，透過健側與患部的比較，觀察受限方向及角度，從此處考察變硬的組織。在肌肉緊繃的檢查中，透過比較健側與患部，觀察肌肉出力微弱的方向與程度，從此處考察弱化的肌肉。在疼痛部位及性質的檢查中，考察有壓痛的組織。

骨科醫師從影像診斷及物理診斷檢查出許多資訊，將各自的資訊連結，以統合與說明妨礙關節移動的原因、引起肌力降低的原因、產生疼痛的原因，篩選出疾病的病灶。

2.五十肩的病期分類

五十肩的特徵，可列舉不同病期中不同的症狀。肩關節周圍的組織出現急性炎症、症狀嚴重為「疼痛期」；雖然炎症緩和，但肩關節周圍組織變硬，出現活動度受限為「攣縮期」；活動度受限開始逐漸緩解為「緩解期」。許多的五十肩會一邊經歷這些時期一邊治癒（**表1**）。

病期	疼痛期	攣縮期	緩解期
期間	1個月以內	1～3個月	3個月以上
炎症性疼痛	強	減輕	消失
關節活動度	以疼痛而產生的關節活動度受限為主	以攣縮而產生的關節活動度受限為主	攣縮減少，關節活動度增加
疼痛狀態	安靜時痛 夜間痛 運動時痛	安靜時痛的減輕 留有夜間痛 運動時痛	安靜時痛改善 夜間痛改善 運動時痛減輕
風險管理	安靜為重要的時期	在疼痛控制下進行關節運動的時期	積極做關節運動的時期

表1：五十肩的病期

在疼痛期，因為炎症而在旋轉肌袖、肩峰下滑液囊、肱二頭肌長頭肌腱等肩關節周圍的組織確認腫脹，經常伴隨組織損傷。同時，有時炎症也會波及關節囊。因此，若勉強抬高肩關節及做旋轉運動，可能使炎症惡化。也就是說，**在疼痛期希望能避免隨意移動關節，保持安靜的休養。**

在攣縮期，是腫脹減輕，損傷的組織恢復的時期。這個時期的**旋轉肌袖容易沾粘，旋轉肌袖與肩峰下滑液囊經常失去滑動性。**同時，關節囊肥厚也是這個時期。即使來到攣縮期，若勉強移動關節，炎症會復發，有時會發生部分肌肉的斷裂。

緩解期為關節活動度受限逐漸改善的時期。由於是損傷的組織修復的時期（並沒有恢復原狀），旋轉肌袖及肩峰下滑液囊的滑動、關節囊的擴大將取回原本的功能。雖然在肩關節運動時經常伴隨疼痛，不過安靜時疼痛幾乎消失。

3.五十肩的病狀機轉

目前還不清楚五十肩的發病機轉。有研究指出老化說、免疫說、傷害刺激說、血液循環不良說等，眾說紛紜。雖然是不同說法複雜地纏繞在一起的病狀，實際上五十肩能夠在肩關節周圍的組織確認退化、變性，而病狀的改善需要時間。在許多案例中共通的，**正是肩關節前上方組織的損傷及第二肩關節的障礙。**

關於因五十肩產生變化的肩關節周圍組織，由於近年來MRI及超音波影像分析設備的進步，變得能夠比以前獲得更詳細的資訊。結果，對於五十肩的發病及惡化越來越清楚，旋轉肌袖的損傷及細微斷裂也會帶來不小的影響（**圖1**）。

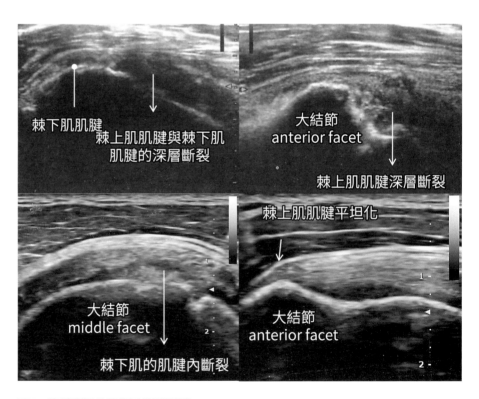

圖1：旋轉肌袖的損傷及細微斷裂
關於五十肩的發病及惡化，旋轉肌袖的損傷及細微斷裂也會帶來不小的影響。

另外，幾乎在所有案例中，關節周圍的滑膜組織都會發生炎症，若滑膜炎波及到肩峰下滑液囊、旋轉肌袖、旋轉肌間隔、肱二頭肌長頭肌腱等部位（圖2），將成為自發性疼痛、疼痛型運動障礙、夜間痛發作的導火線。由於這些因素，五十肩的肩峰下滑液囊、旋轉肌袖、旋轉肌間隔等上方支撐組織容易出現沾粘、疤痕，而另一方面則要留意感知疼痛的傷害受器，在肩峰下滑液囊、旋轉肌袖、旋轉肌間隔的關節附近有大量存在的情況。綜合評估這些現象後，可看出主要是基於上方支撐組織的炎症、沾粘、疤痕而發病。

從這些現象來看，若考量到五十肩的病狀是肩關節前上方組織的損傷、沾粘、疤痕化及第二肩關節的滑動為主的功能障礙，在臨床上便容易判別。同時，對這兩種病狀而言，肩胛胸廓關節、軀幹的姿勢及活動度等肩肱關節的捕捉功能障礙為助長因子。因此，以下將區分為**「肩關節前上方組織的損傷」**、**「第二肩關節的障礙」**及**「肩胛胸廓關節、軀幹功能（姿勢及活動性）」**，說明其病狀與病期。

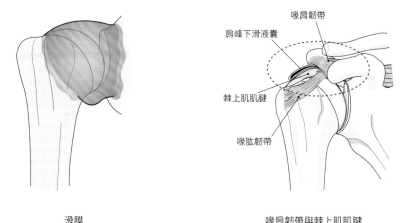

滑膜　　　　　　　　　　　　　喙肩韌帶與棘上肌肌腱

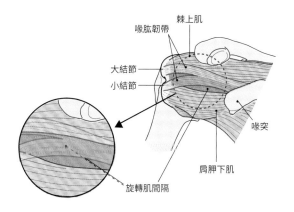

旋轉肌間隔與棘上肌、肩胛下肌

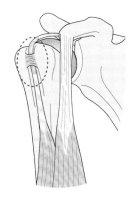

肱二頭肌長頭

圖2：急性期的炎症部位

幾乎在所有案例中，關節周圍的滑膜組織都會發生炎症。並且炎症也將波及到肩峰下滑液囊、旋轉肌袖、旋轉肌間隔、肱二頭肌長頭肌腱等部位。

1）肩關節前上側組織損傷的病狀與病期

肩關節前上側的組織（旋轉肌間隔及肱二頭肌長頭肌腱等），因肱骨頭的推壓而受到物理性的刺激。若在日常生活當中反覆受到其刺激，將引起組織的損傷。該組織受損而引起炎症，將進入疼痛期。由於炎症的影響造成深層肌肉痙攣，因此關節活動度受限。由於這個現象並非關節本身變硬，因此能夠保持原本的關節活動度。這個時期，必須在日常生活中妥善採取安靜姿勢（位置），以促使炎症舒緩。過了此疼痛期後，就進入攣縮期。

在攣縮期，連接組織之間的肉芽組織出現，藉由在受損的組織周圍形成沾粘和疤痕以修復組織。因應其沾粘的範圍，而判定五十肩的疼痛及攣縮的期間。

基本上肉芽組織，會捲入生病的組織與正常組織而成為塊狀，形成沾粘及疤痕。此時，若原本具有柔軟度的旋轉肌間隔沾粘、形成疤痕，疼痛及攣縮將變嚴重。同時，由於因炎症而腫脹的關節囊，在這個時期也逐漸肥厚，將更加助長肩關節的攣縮（圖3）。

像這樣產生變化的組織，因為受到伸展刺激及滑動刺激而開始恢復原本的功能，同時，免疫及血流障礙隨著病程恢復原狀，便進入緩解期（轉變期）。

在緩解期，由於肉芽組織成熟而修復組織，沾粘及形成疤痕的前上側組織（旋轉肌間隔、肱二頭肌長頭肌腱等）受到適當的伸展，組織間的滑動性也逐漸改善。同時，肥厚的關節囊逐漸恢復成原本的形態及形狀，過去停滯的肩關節活動度也逐漸開始擴大。

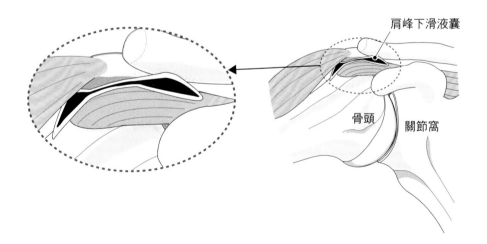

圖3：上方支撐組織沾粘、形成疤痕
肩峰下滑液囊、旋轉肌袖、旋轉肌間隔等上方支撐組織經常出現沾粘、形成疤痕。

2）第二肩關節障礙的病狀與病期

　　如第1章所述，在肩關節的上提運動，大結節進入喙肩弓的下方。此時，若肩關節後下側的組織沒有適當伸展，將肱骨頭往前上側推壓，大結節將會被喙肩弓壓住而引起摩擦。結果，大結節與喙肩弓之間的肩峰下滑液囊及旋轉肌袖將損傷。若此現象反覆發生，將出現伴隨著摩擦的喀嚓聲，最後變成強烈的疼痛（圖4）。

　　就像這樣，進入原因為第二肩關節障礙的疼痛期，第二肩關節的炎症主要發生於肩峰下滑液囊及旋轉肌袖。同時，有明顯疼痛，肩關節的上提受限，有些案例出現夜間痛，造成睡眠障礙。若這些炎症鎮靜便進入攣縮期，不過若肩關節沒有妥當安靜休養的情況，炎症將不會舒緩，疼痛期會延長下去。

　　在攣縮期，肉芽組織侵入肩峰下滑液囊及旋轉肌袖，形成沾粘及疤痕的結果，主要以手伸向腰背動作的旋轉活動度受限。同時，在這個時期也繼續確認有夜間痛，因睡眠障礙造成精神方面的壓力也增加。若肩峰下滑液囊及旋轉肌袖的組織開始修復，便進入緩解期。

　　在緩解期，沾粘及形成疤痕的組織被修復，改善肩峰下滑液囊及旋轉肌袖滑動的結果，旋轉肌袖與喙肩弓之間的移動有所改善。肩關節活動度逐漸擴大，疼痛也逐漸改善，但有時關節活動度不會擴大到末端。

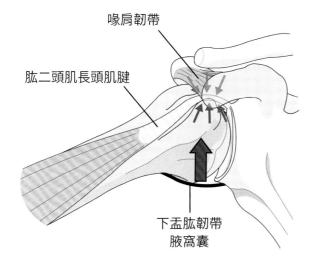

喙肩韌帶

肱二頭肌長頭肌腱

下盂肱韌帶
腋窩囊

圖4：第二肩關節障礙的病狀與病期

若肩關節上提時後下方的組織攣縮，肱骨頭容易往前上方位移，大結節在肩峰下出現夾擠。結果，肩峰下滑液囊及旋轉肌袖受損。

3）肩胛胸廓關節、軀幹功能降低的病狀與病期

　　日常生活中肱骨頭被推擠，肩關節前上側的組織不斷受到刺激的案例中，胸椎後彎，肩胛骨經常呈現外展、下旋轉（圖5）。

　　除了隨著老化產生姿勢變化，工作的姿勢等也有所影響，脊椎失去生理性前彎的功能。若胸椎後彎增加，肩胛骨自然呈現外展、下旋轉姿勢。若此姿勢固定下來，肩胛肱骨節律失衡，若肩關節上提，將對前上側的組織施加刺激。

　　在疼痛期，為了抑制引起炎症之上方支撐組織的刺激，採取疼痛迴避姿勢，容易發生胸椎後彎與肩胛骨外展、下旋轉。在攣縮期，疼痛期所固定的姿勢將造成前胸部位攣縮，且令沾粘、形成疤痕的上側支撐組織鬆弛，這種姿勢將逐漸固定，助長了脊椎的生理性前彎與肩胛胸廓關節的活動度降低。

　　雖然在緩解期，肩關節活動度增加，但肩胛胸廓關節的功能改善不完全的情況，有時不會擴大到活動度的末端。

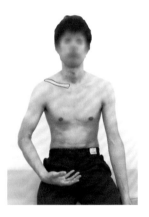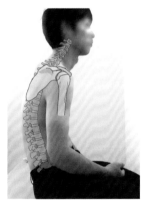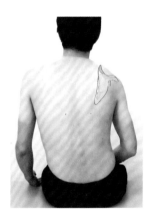

圖5：五十肩案例的姿勢

在五十肩發作的案例中，經常呈現胸椎後彎，肩胛骨外展、下旋轉。

4.五十肩治療的思維

1）運動治療的思維

從上述內容得知，關於本疾病，必須因應病期促進炎症的鎮靜及去除疼痛。也就是說，要確實評估上方支撐組織形成的沾粘、疤痕，使攣縮消失恢復原狀的技巧非常重要。

同時，若具有前胸部的攣縮及肩胛骨的錯位，由於是對形成沾粘、疤痕的上側支撐組織施加傷害刺激的原因，因此除了對上側支撐組織做局部的治療，同時考量肩關節整體功能而治療也很重要。

能達成上述條件的運動治療，有使肌肉放鬆的放鬆術和按摩、伸展組織的牽張、讓關節移動變順暢的關節囊內運動、舒緩僵硬筋膜的筋膜放鬆術等。在第4章以後，將介紹因應病期的運動治療。

2）其他治療法

骨科醫師篩選五十肩的病期及病狀，選擇最有效的治療方法。治療方法分為注射治療、藥物治療、物理治療等。

注射治療，有抑制炎症的類固醇注射（腎上腺皮質固醇），透過局部麻醉去除疼痛的xylocaine注射劑，加入潤滑以改善關節滑動性的玻尿酸納。

藥物治療，為舒緩炎症及外傷等傷害刺激造成疼痛的藥及濕布。

物理治療，分為加熱而讓血液循環變好的溫熱治療及光線治療，以及改善肌肉僵硬及緊繃的電療。

彙整

五十肩被視為老化現象之一，無關乎是種進行性的疾病，這種疾病的前提是可自然治癒。確實有許多歷經自然治癒病程的案例，但殘留強烈疼痛及攣縮的案例絕不在少數。實際上因為疼痛與攣縮持續好幾年而前來求診的案例並不少見。因此，我們這些與五十肩有關的醫療人員，需要讓患者從發病至病狀緩解的過程能夠順利，將留有疼痛及攣縮的案例壓在最小限度。同時，對於出現疼痛及攣縮的案例，需要確實評估其原因，身懷使其改善的治療技術。

一般認為，五十肩的病期，在經過疼痛期、攣縮期、緩解期等三種病程後便可治癒。縱使五十肩的病狀機轉尚未釐清，在許多案例的共通之處，就是確認有肩關節前上側組織的損傷及第二肩關節的障礙。因此，考察五十肩的病期與病狀，一邊評估，一邊擬定治療策略，有助於達到良好的結果。在本書之後的第4～6章，將針對每一個病期的治療思維與運動治療的實務詳細地說明。

第4章

疼痛期的治療思維與運動治療的實務

第4章 疼痛期的治療思維與運動治療的實務

　　五十肩的初期症狀是在肩關節周圍出現疼痛。筆者曾經從多數案例中聽過，沒有瘀青等明顯的原因而突然發病，縱使心想隨著時間經過可緩解而觀察情況，疼痛卻沒有任何改變。

　　在這個時期，隨著肩關節運動發生的疼痛持續好幾秒，有時也會出現因疼痛而蹲下抱緊身體的現象。同時，也會出現安靜時痛及夜間痛，夜間痛有時會因為「無法忍受疼痛」而驚醒。這些疼痛的原因，是肩關節周圍的軟組織（肌肉、肌腱、韌帶、滑膜等）炎症而發病，以及肩關節內壓增加。也就是說，疼痛期是組織發生炎症的時期，若加上助長炎症的刺激，病狀將惡化，這一點必須詳細告知患者。

　　有些案例在炎症治好為止需要漫長的時間。在疼痛期，必須最優先避免產生疼痛的動作及姿勢，因此積極做關節運動是一大禁忌。保持安靜很重要，達成其說明責任的重要性非同小可。順道一提，這裡提到的安靜並非完全不動的意思，而是「訂定不造成炎症惡化刺激的期間」。而根據適當的建議及處理，炎症將逐漸緩和。

　　在疼痛期，重要的是保持安靜，而傳達具體保持安靜的方法很重要。同時，在日常生活中，現實上不可能有完全用不到肩關節的情況，而過度的安靜將使得肩關節周圍組織的柔軟度降低，可能導致關節活動度受限的惡化。接著，在本章將介紹疼痛期的治療思維與運動治療的實務。

1.疼痛期治療的目的

　　在疼痛期，治療的目的為快速治好炎症，重要的是避免引發疼痛的所有動作，保持患部的安靜。因此，必須理解引發疼痛的動作及姿勢。接著，一邊保持肩膀安靜，一邊對肩胛胸廓關節進行適度的關節運動，以避免關節活動度受限，是理想的做法。

2.疼痛期的應對

　　從疼痛期轉換至攣縮期的時期，重要的是患者本身理解疼痛，這是症狀恢復的第一步。也就是說，重點在於我們要對患者說明病期及病狀，讓對方有所自覺。

　　若肩關節周圍的軟組織出現炎症，除了障礙部位，大腦及脊髓也會接收到這些資訊，疼痛的閾值降低，一般而言，有時連沒有反應的刺激也會有疼痛的自覺（中樞敏感化）。同時，若肩關節周圍發生炎症，脊髓反射將使得肩關節周圍的肌肉緊繃增加，引起肌肉的痙攣。對於肌肉的痙攣，做改善血管缺血狀態的體操或按摩（參考第2章），可暫時性改善。不過，由於肌肉痙攣是炎症造成的脊髓反射而引起的現象，若炎症本身沒有鎮靜下來，就無法解決肌肉痙攣的問題。

　　況且，炎症同時也會使得關節內壓變成正壓，導致肩關節不穩定。因此會引起安靜時痛，甚至產生肌肉痙攣，因此對於肩關節運動的初期移動及快速移動，肌肉無法有所反應，容易伴隨疼痛。有鑑於此，這個時期肩關節活動的原則就是緩慢移動。

3.疼痛期注射治療及藥物治療的成效

　　肩關節周圍組織的炎症，根據影像診斷（參考第3章）及物理診斷（參考第3章），大多可判斷病狀。而在這個時期，最重要的就是透過注射治療及藥物治療進行疼痛的控制。

1）注射治療
　　注射液分為具有炎症抑制作用的類固醇及疼痛舒緩作用的xylocaine等混合劑，以及潤滑液的玻尿酸。由於疼痛期是炎症期，類固醇的注射是最有效果的，不過太常使用類固醇的注射，有時也會造成骨骼、軟骨的破壞及肌肉肌腱軟組織的變性等副作用。因此，如果眼前患者被開了類固醇注射的處方，則必須說明清楚其效果。這裡的效果，指疼痛的減輕幅度、持續時間、疼痛變化部位等。這些資訊在決定物理治療的方針上非常重要。同時，在注射當天泡澡，以及用手碰觸注射部位或按摩，都有增加感染的危險性，必須注意。

2） 藥物治療
　　藥物治療大多使用非類固醇的抗炎症藥物（以下稱NSAIDs）。雖然用NSAIDs可暫時舒緩疼痛，不過禁止勉強移動肩關節。重要的是仔細說明這種病況的炎症，指導不對肩關節造成負擔的日常生活動作。NSAIDs的副作用，有消化器官障礙、腎臟障礙、氣喘等。同時，若患者有皮膚過敏及光線過敏，需要注意貼劑的使用。

4.疼痛期物理治療的思維

疼痛期關節活動度受限的原因，有炎症造成的疼痛、肌肉痙攣、浮腫、關節內壓變正壓等。關於這一點，已經說明過為了控制疼痛而進行注射、藥物治療，以及不對肩關節施加負擔之日常生活動作指導的重要性。再加上脊髓反射造成的肌肉緊繃，不只是對附著於肩肱關節的肌肉，也會對肩胛胸廓關節造成影響。

由於五十肩，肩胛胸廓關節幾乎不會引起炎症，因此希望從疼痛期的階段就開始進行肩胛胸廓關節活動度的擴大。也就是說，保護肩肱關節的同時，讓肩胛胸廓關節移動，因此減輕對肩關節造成的負擔，便是進行物理治療的目的。同時，指導以肩胛骨為主的肩關節使用方式，正是重點所在。

5.疼痛期需注意的日常生活動作

肩關節因應姿勢變化，會有各種不同力的作用。譬如在坐姿及站姿，因為重力的作用造成肩膀往下垂，肩關節周圍的軟組織產生伸展應力。

在伴隨炎症的疼痛期，只要有這種伸展應力，就會有伴隨疼痛的案例存在。這種情況下，為了不讓肩膀下垂，必須實施用三角巾等保護肩膀的應對。不過，許多患者因生活環境而難以如此實行。在這種情況，必須給予就算只是待在家的時間也能進行復健的建議。

另外，有些疼痛會在就寢時發生。此時最好觀察肩肱關節在何種姿勢會造成疼痛。譬如，在肩胛骨外展、下旋的情況下呈現仰臥姿，肩關節將過度伸展，呈現患側朝下的側臥姿則肩關節過度內收。一旦肩關節過度伸展及過度內收，棘上肌及肩峰下滑液囊等上方支撐組織受到伸展刺激，將對炎症的這個部位施加過度的應力。由於許多夜間痛是因為這種機制而引起，需要在患側的肩關節至手臂下方放置枕頭或軟墊，避免過度伸展及過度內收（圖1）。

在疼痛期，導致炎症惡化的肩關節運動是從內旋開始的外展運動。這個運動最接近大結節與喙肩弓，會擠壓到位於兩者間的棘上肌肌腱及肩峰下滑液囊。在日常生活動作中，曬衣服、繫安全帶及穿脫內衣時，這種運動有時會增強。同時，將肩關節從內旋開始做伸展運動，由於棘上肌等旋轉肌袖與喙肩弓產生衝撞，必須注意這個動作。

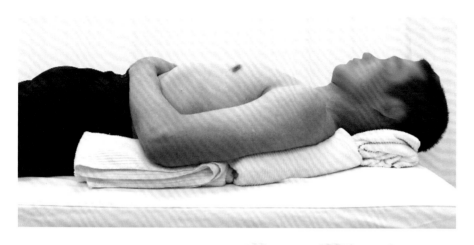

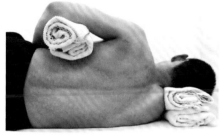
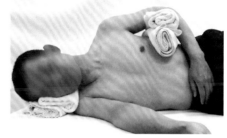

圖1：夜間痛的應對

由於許多夜間痛伴隨著肩關節的伸展及內收，需要在患側的肩關節至手臂下方放置枕頭或軟墊，應對方式為避免伸展及過度內收。

疼痛期的治療思維與運動治療的實務

伴隨炎症的疼痛期，關節內壓變正壓，引起肌肉痙攣及浮腫。因此，這個時期運動治療的目的是降低關節內壓，讓循環暫時變佳，且移動肩胛胸廓關節，結果減輕對肩關節施加的負擔。以下介紹具體的方法。

1）放鬆

a.棘上肌

輕輕壓迫肌腹，對於各部分的纖維，緩慢地分開肌肉與肌腱的相連部位，施加自發抑制（autogenic inhibition）（圖2）。

b.棘下肌

輕輕壓迫肌腹，對於各部分的纖維，緩慢地分開肌肉與肌腱的相連部位，施加自發抑制（圖3）。

c.小圓肌

輕輕壓迫肌腹，對於各部分的纖維，緩慢地分開肌肉與肌腱的相連部位，施加自發抑制（圖4）。

d.肩胛下肌

輕輕壓迫肌腹，對於各部分的纖維，緩慢地分開肌肉與肌腱的相連部位，施加自發抑制（圖5）。

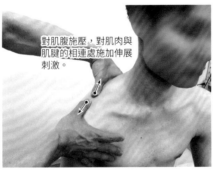
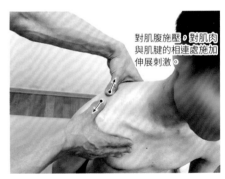

前部纖維　　　　　　　　　　　後部纖維

圖2：棘上肌的放鬆

由於斜方肌的上部纖維位於棘上肌的表層，為了到達深層的棘上肌，要緩慢地施壓。對於棘上肌的前部纖維、後部纖維的肌肉肌腱相連處輕輕地施壓，進行放鬆。

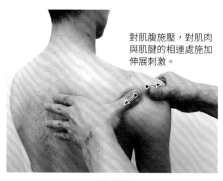

對肌腹施壓，對肌肉與肌腱的相連處施加伸展刺激。

對肌腹施壓，對肌肉與肌腱的相連處施加伸展刺激。

上部纖維　　　　　　　　　　　下部纖維

圖3：棘下肌的放鬆

由於三角肌的後部纖維位於棘下肌的表層，為了到達深層的棘下肌，要緩慢地施壓。對於棘下肌的上部纖維、下部纖維的肌肉肌腱相連處輕輕地施壓，進行放鬆。

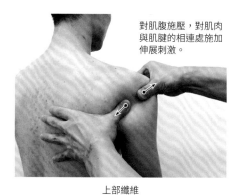
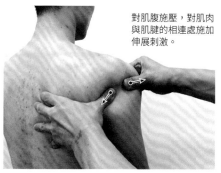

對肌腹施壓，對肌肉與肌腱的相連處施加伸展刺激。

對肌腹施壓，對肌肉與肌腱的相連處施加伸展刺激。

上部纖維　　　　　　　　　　　下部纖維

圖4：小圓肌的放鬆

由於三角肌的後部纖維位於小圓肌的表層，為了到達深層的小圓肌，要緩慢地施壓。對於小圓肌的上部纖維、下部纖維的肌肉肌腱相連處輕輕地施壓，進行放鬆。

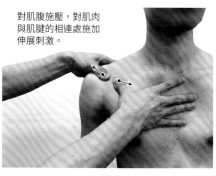
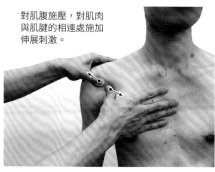

對肌腹施壓，對肌肉與肌腱的相連處施加伸展刺激。

對肌腹施壓，對肌肉與肌腱的相連處施加伸展刺激。

上部纖維　　　　　　　　　　　下部纖維

圖5：肩胛下肌的放鬆

由於三角肌的前部纖維（胸大肌鎖骨部位纖維）位於肩胛下肌的表層，為了到達深層的肩胛下肌，要緩慢地施壓。對於肩胛下肌的上部纖維、下部纖維的肌肉肌腱相連處輕輕地施壓，進行放鬆。

e.大圓肌

輕輕壓迫肌腹，對於纖維，緩慢地分開肌肉與肌腱的相連部位，施加自發抑制（圖6）。

f.肱二頭肌

輕輕壓迫肌腹，對於各部分的纖維，緩慢地分開肌肉與肌腱的相連部位，施加自發抑制（圖7）。

g.喙肱肌

輕輕壓迫肌腹，對於纖維，緩慢地分開肌肉與肌腱的相連部位，施加自發抑制（圖8）。

h.肱三頭肌長頭

輕輕壓迫肌腹，對於纖維，緩慢地分開肌肉與肌腱的相連部位，施加自發抑制（圖9）。

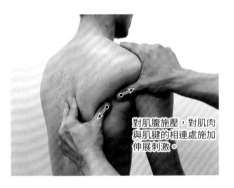

對肌腹施壓，對肌肉與肌腱的相連處施加伸展刺激。

圖6：大圓肌的放鬆

由於背闊肌位於大圓肌的表層，為了到達深層的大圓肌，要緩慢地施壓。對於大圓肌的肌肉肌腱相連處輕輕地施壓，進行放鬆。

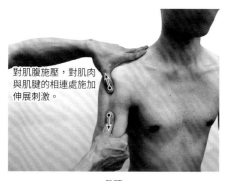

對肌腹施壓，對肌肉
與肌腱的相連處施加
伸展刺激。

長頭

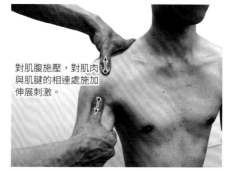

對肌腹施壓，對肌肉
與肌腱的相連處施加
伸展刺激。

短頭

圖7：肱二頭肌的放鬆

由於三角肌前部纖維（胸大肌鎖骨部位纖維）位於肱二頭肌的表層，要緩慢地施壓，對於肱二頭肌
長頭、短頭的肌肉和肌腱相連處輕輕地施壓，進行放鬆。

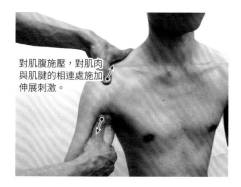

對肌腹施壓，對肌肉
與肌腱的相連處施加
伸展刺激。

圖8：喙肱肌的放鬆

由於三角肌前部纖維（胸大肌鎖骨部位纖維）位
於喙肱肌的表層，要緩慢地施壓，對於喙肱肌的
肌肉肌腱相連處輕輕地施壓，進行放鬆。

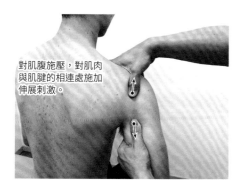

對肌腹施壓，對肌肉
與肌腱的相連處施加
伸展刺激。

圖9：肱三頭肌長頭的放鬆

由於三角肌後部纖維位於肱三頭肌長頭的表層，
要緩慢地施壓，對於肱三頭肌長頭的肌肉肌腱相
連處輕輕地施壓，進行放鬆。

2）肩胛胸廓關節的牽張

a.前鋸肌

將肩胛骨從上旋轉移至外展，能夠使上部纖維伸展；從下旋轉移至外展，能夠使下部纖維伸展（圖10）。

b.菱形肌

對於各處的纖維，將肩胛骨從上旋轉移至外展，便能夠使其伸展（圖11）。

c.提肩胛肌

將肩胛骨從上旋轉移至下降，便能夠使其伸展（圖12）。

d.胸小肌

將肩胛骨從上旋轉移至後傾，便能夠使其伸展（圖13）。

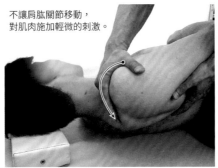

不讓肩肱關節移動，
對肌肉施加輕微的刺激。

不讓肩肱關節移動，
對肌肉施加輕微的刺激。

上部纖維　　　　　　　　　　　　　　　下部纖維

圖10：前鋸肌的牽張

將肩胛骨從上旋轉移至外展，能夠使前鋸肌的上部纖維伸展；從下旋轉移至外展，能夠使其下部纖維伸展。此時重點在於，不讓肩肱關節移動而伸展前鋸肌。

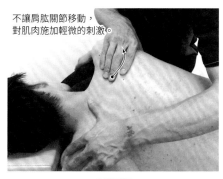

不讓肩肱關節移動，
對肌肉施加輕微的刺激。

大菱形肌

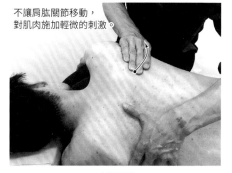

不讓肩肱關節移動，
對肌肉施加輕微的刺激。

小菱形肌

圖11：菱形肌的牽張

將大菱形肌、小菱形肌和肩胛骨從上旋轉移至外展便可伸展。此時重點在於，不讓肩肱關節移動而伸展菱形肌。

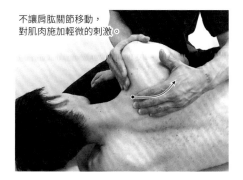

不讓肩肱關節移動，
對肌肉施加輕微的刺激。

圖12：提肩胛肌的牽張

將肩胛骨從上旋轉移至下降，便能夠伸展提肩胛肌。此時重點在於，不讓肩肱關節移動而伸展提肩胛肌。

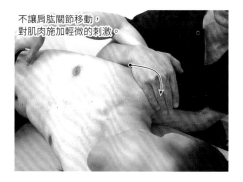

不讓肩肱關節移動，
對肌肉施加輕微的刺激。

圖13：胸小肌的牽張

將肩胛骨從上旋轉移至後傾，便能夠伸展胸小肌。此時重點在於，不讓肩肱關節移動而伸展胸小肌。

　　疼痛期居家運動的指導也與運動治療一樣,肩肱關節周圍肌肉的放鬆方法及肩胛胸廓關節周圍肌肉的牽張方法都很重要。同時,若指導以肩胛胸廓關節為中心之肩關節運動的方法,將更加有成效。由於錯誤的方法及忽視疼痛的運動將使炎症惡化,指導時務必要對患者說明,在不會疼痛的範圍內進行舒服的刺激。

　　同時,進行居家運動後,患者本身必須自行判斷關節內壓是否有減壓。由於「肩膀周圍變輕,肩關節容易活動」的自覺症狀,是關節內壓減壓之後,造成循環暫時變佳的現象,可當作判斷效果的基準。

　　接著介紹放鬆與牽拉的實施方法。

1)放鬆

① 用牽引來放鬆

　　⑴ 放鬆患側手臂的力氣。

　　　力量無法放鬆的情況,進行幾次深呼吸。

　　⑵ 按照下述的a～c,用健側的手將患側的上臂牽引(**圖14**)。

　　　最初牽引3秒左右,接著緩慢歸位。

　　　希望牽引時間能逐漸增加。

　　　肩膀變輕的話,將肩關節的角度逐漸抬高,在該位置做同樣的事。

　　　a.從肩胛骨面上45°肩關節抬高的位置,沿著上臂的長軸牽引。

　　　b.從肩關節屈曲45°的位置往前方,沿著上臂的長軸牽引。

　　　c.從肩關節外展45°的位置往外側,沿著上臂的長軸牽引。

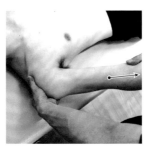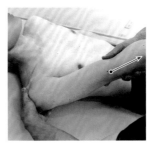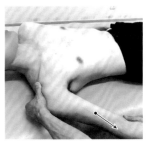

a:肩胛骨面上的牽引　　　　b:屈曲45°的前向牽引　　　　c:外展45°的外側牽引

圖14:用牽引來放鬆
a.從肩胛骨面上45°肩關節抬高的位置,緩慢地牽引。
b.從肩關節屈曲45°的位置朝向前方,緩慢地牽引。
c.從肩關節外展45°的位置朝向外側,緩慢地牽引。

② 用網球做肌肉的放鬆

肌肉緊繃為關節運動的阻礙因子，作為肩關節周圍無力及重壓感而為人所知。對於這種肌肉緊繃，可用網球對肌肉施加舒服的按壓，期待放鬆的效果，以下接著介紹此方法。

這種放鬆術，可進行到對肌肉按壓也不會出現不舒服的疼痛為止。網球在一開始沿著肌肉的纖維方向滾動，之後宛如畫圓般地轉動。接著，最後可宛如畫一個大圓般轉動。

a.棘上肌

對於每條纖維，用健側的手拿著網球，對棘上肌按摩（**圖15**）。

b.棘下肌

對於每條纖維，靠著牆壁夾著網球按摩棘下肌（**圖16**）。

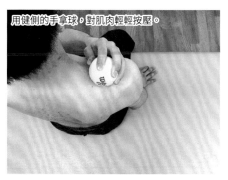
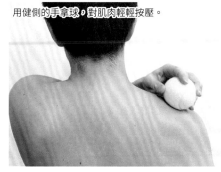

前部纖維　　　　　　　　　　後部纖維

圖15：用網球對棘上肌做放鬆

對於每條纖維，用健側的手拿著網球，輕輕按壓。

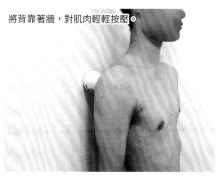
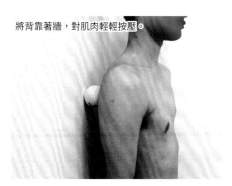

上部纖維　　　　　　　　　　下部纖維

圖16：用網球對棘下肌做放鬆

對於每條纖維，靠著牆壁，用網球輕輕按壓。

c.肩胛下肌

對於每條纖維，用健側的手拿著網球，按摩肩胛下肌（圖17）。

d.小圓肌

對於每條纖維，背靠著牆壁夾著網球按摩小圓肌（圖18）。

e.大圓肌

用健側的手拿著網球，按摩大圓肌（圖19）。

f.肱二頭肌

對於每條纖維，用健側的手拿著網球，按摩肱二頭肌（圖20）。

g.喙肱肌

用健側的手拿著網球，按摩喙肱肌（圖21）。

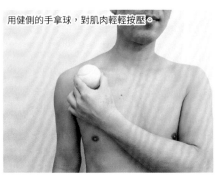
用健側的手拿球，對肌肉輕輕按壓。
上部纖維

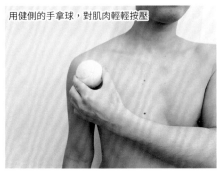
用健側的手拿球，對肌肉輕輕按壓。
下部纖維

圖17：用網球做肩胛下肌的放鬆

對於每條纖維，用健側的手拿著網球，輕輕按壓。

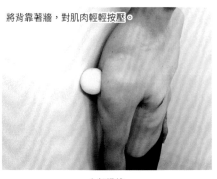
將背靠著牆，對肌肉輕輕按壓。
上部纖維

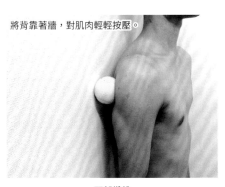
將背靠著牆，對肌肉輕輕按壓。
下部纖維

圖18：用網球做小圓肌的放鬆

對於每條纖維，背靠著牆夾著網球，輕輕按壓。

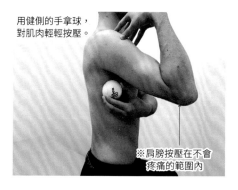

用健側的手拿球，
對肌肉輕輕按壓。

※肩膀按壓在不會
疼痛的範圍內

圖19：用網球做大圓肌的放鬆

對於大圓肌，用健側的手拿著網球，輕輕按壓。

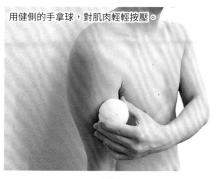

用健側的手拿球，對肌肉輕輕按壓。

長頭

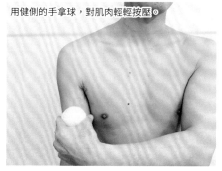

用健側的手拿球，對肌肉輕輕按壓。

短頭

圖20：用網球做肱二頭肌的放鬆

對於每條纖維，用健側的手拿著網球，輕輕按壓。

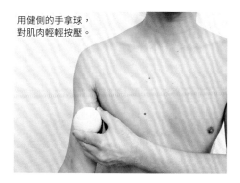

用健側的手拿球，
對肌肉輕輕按壓。

圖21：用網球做喙肱肌的放鬆

對於喙肱肌，用健側的手拿著網球，輕輕按壓。

h.肱三頭肌長頭

背靠著牆，用網球按摩肱三頭肌長頭（圖22）。

g.前鋸肌

對於每條纖維，用健側的手拿著網球，按摩前鋸肌（圖23）。

h.菱形肌

對於每條纖維，靠著牆壁夾著網球，按摩菱形肌（圖24）。

i.提肩胛肌

用健側的手拿著網球，按摩提肩胛肌（圖25）。

j.胸小肌

用健側的手拿著網球，按摩胸小肌（圖26）。

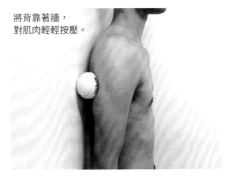

將背靠著牆，
對肌肉輕輕按壓。

圖22：網球做肱三頭肌的放鬆

對於肱三頭肌長頭，靠著牆壁夾著網球，輕輕按壓。

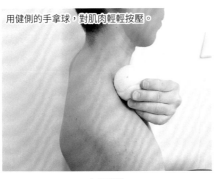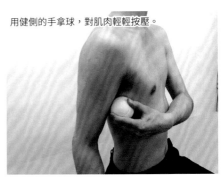

用健側的手拿球，對肌肉輕輕按壓。　　　用健側的手拿球，對肌肉輕輕按壓。

上部纖維　　　　　　　　　　　　　　下部纖維

圖23：用網球做前鋸肌的放鬆

對於每條纖維，用健側的手拿著網球，輕輕按壓。

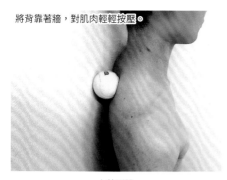

將背靠著牆，對肌肉輕輕按壓。

小菱形肌

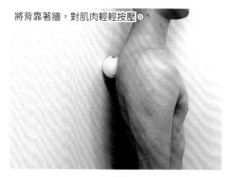

將背靠著牆，對肌肉輕輕按壓。

大菱形肌

圖24：用網球做菱形肌的放鬆

對於每條纖維，靠著牆壁夾著網球，輕輕按壓。

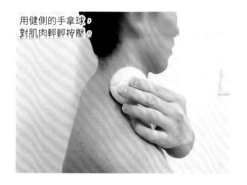

用健側的手拿球，
對肌肉輕輕按壓。

圖25：用網球做提肩胛肌的放鬆

對於提肩胛肌，用健側的手拿著網球，輕輕按壓。

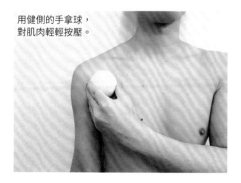

用健側的手拿球，
對肌肉輕輕按壓。

圖26：用網球做胸小肌的放鬆

對於胸小肌，用健側的手拿著網球，輕輕按壓按壓。

2）肩胛胸廓關節的運動

　　雖然希望從疼痛期開始進行肩胛胸廓關節的活動度擴大，若伴隨疼痛，就必須中止運動。

　　此運動從坐姿開始。耳垂與肩峰的位置對齊，並輕輕縮小腹的姿勢，做10次左右（①～④：圖27）。

① 將肩胛骨上提的運動

　　伸直背，挺起胸膛，將手放在腰上。

　　在這個姿勢直接上提肩胛骨。

　　此時，注意肩膀並非往前，而是往上移動。

② 將肩胛骨下降的運動

　　伸直背，挺起胸膛，將手放在腰上。

　　在這個姿勢直接下降肩胛骨。

　　此時，注意不要讓肩膀往前。

③ 將肩胛骨外展的運動

　　放鬆頭部力量，挺起胸膛，將手放在腰上。

　　在這個姿勢直接外展肩胛骨。

　　此時，注意頭不要一起移動。

④ 將肩胛骨內收的運動

　　放鬆頭部力量，挺起胸膛，將手放在腰上。

　　在這個姿勢直接內收肩胛骨。

　　此時，注意腰不要一起動（不要扭轉）。

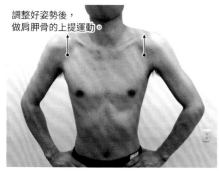

調整好姿勢後，
做肩胛骨的上提運動。

①將肩胛骨上提的運動

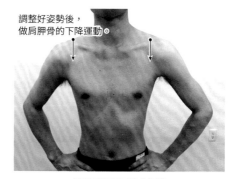

調整好姿勢後，
做肩胛骨的下降運動。

②將肩胛骨下降的運動

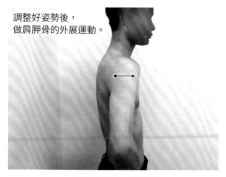

調整好姿勢後，
做肩胛骨的外展運動。

③將肩胛骨外展的運動

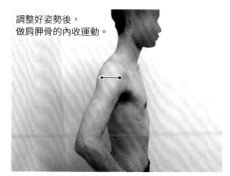

調整好姿勢後，
做肩胛骨的內收運動。

④將肩胛骨內收的運動

圖27：移動肩胛胸廓關節的運動

① 將肩胛骨上提的運動
  伸直背，挺起胸腔，將手放在腰上。在這個姿勢直接上提肩胛骨。
  此時，注意肩膀並非往前，而是往上移動。

② 將肩胛骨下降的運動
  伸直背，挺起胸腔，將手放在腰上。在這個姿勢直接下降肩胛骨。
  此時，注意不要讓肩膀往前。

③ 將肩胛骨外展的運動
  放鬆頭部力量，挺起胸腔，將手放在腰上。在這個姿勢直接外展肩胛骨。
  此時，注意頭不要一起移動。

④ 將肩胛骨內收的運動
  放鬆頭部力量，挺起胸腔，將手放在腰上。在這個姿勢直接內收肩胛骨。
  此時，注意腰不要一起動（不要扭轉）。

3）意識肩肱關節節律的鍛鍊

正常肩的上提運動，肩肱關節與肩胛胸廓關節的比率約2比1。不過最好注意在疼痛期的五十肩，肩胛胸廓關節的比率會增加。

以肩胛胸廓關節為中心的移動方式，要將想像視為重點。閉上眼，描繪自己的身體意象，意識肩關節的運動軸在肩胛骨。之後，也要進行好幾次以肩胛骨為中心而移動肩關節的想像。想像完成之後，稍微試著提起肩膀。如果伴隨疼痛，便再次重新想像之後進行，而無論多麼注意仍會疼痛的情況，則停留在想像的階段即可。

這個運動，基本上在彎曲身體的狀態進行，要綁著沙袋。須注意如果在站直的狀態下綁上沙袋，將對肩膀施加懸吊力，刺激棘上肌及肩峰下滑液囊。沙袋從0.5kg開始，要套著護腕執行，若不會疼痛，能夠順利運動的話，用1.0kg的沙袋也無所謂。

在運動時，一邊想像以肩胛骨為中心移動的樣子一邊進行，肘關節保持伸展。

① 扭轉身體的運動

將上臂對著地面保持垂直，使身體緩緩前傾。身體前傾90°左右，此時一度停止，保持這個姿勢，將健側的肩膀朝著正上方，使身體旋轉90°。之後，將健側的肩膀朝向下方，使身體旋轉90°，直接在活動末端停止（圖28）。

② 將手臂如鐘擺般晃動的運動

與①同樣使身體前傾，接著只做肩胛胸廓關節的運動，緩緩將手臂前後晃動。接著，緩緩左右晃動。接著，將下臂朝旋前、旋後方向旋轉（圖29）。

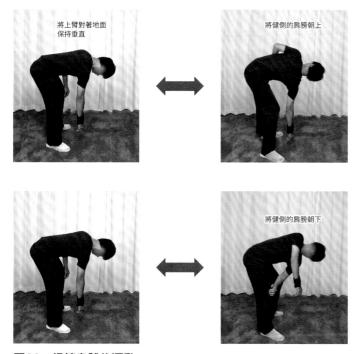

將上臂對著地面
保持垂直

將健側的肩膀朝上

將健側的肩膀朝下

圖28：扭轉身體的運動

將上臂對著地面保持垂直，身體前傾90˚左右。患側的手臂不要使力，放鬆。首先，將健側的肩膀朝著正上方，使身體旋轉90˚，在末端停止。接著，將健側的肩膀朝向下方，使身體旋轉90˚，在末端停止。

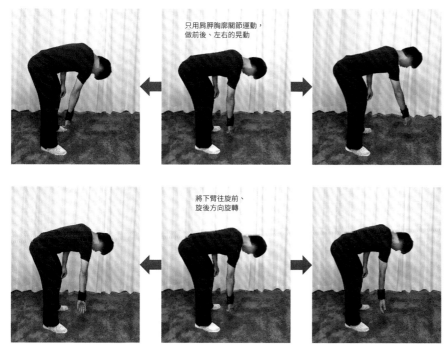

只用肩胛胸廓關節運動，
做前後、左右的晃動

將下臂往旋前、
旋後方向旋轉

圖29：將手臂如鐘擺般晃動的運動

將上臂對著地面保持垂直，身體前傾90˚左右。患側的手臂不要使力，放鬆。接著，只做肩胛胸廓關節的運動，將手臂前後、左右緩緩晃動。接著，將下臂朝旋前、旋後方向旋轉。

　　由於疼痛期是組織發生炎症的時期，因此若施加使得炎症惡化的刺激，關節內壓將正壓化，症狀使惡化，這點必須告知患者。因此，保護肩肱關節並移動肩胛胸廓關節，以減輕對關節施加負擔為目的的物理治療正是重點。同時，要指導患者以肩胛骨為中心來使用肩關節的方法，原則上是「緩緩移動」。如果能妥善執行這些事，便能夠從疼痛期順利轉變至攣縮期。

第5章

攣縮期的治療思維與運動治療

第5章 攣縮期的治療思維與運動治療

在疼痛期，是炎症及疼痛造成肩關節的活動受限，相對的在攣縮期，是炎症的恢復過程造成軟組織纖維化，沾粘造成肩關節的活動受限。同時，疼痛期出現的安靜時痛、自發性疼痛（關節周圍出現的鈍痛）及動作時痛（關節運動初期的刺痛）減輕。不過，夜間痛疼痛期的原因為性質本身不同形式的殘留，或者說進入攣縮後第一次確認。也就是說，夜間痛可說是攣縮期特別的症狀之一。

另外，在疼痛期，由於迴避疼痛而形成不良姿勢，不過在攣縮期，是因為軟組織柔軟度的降低而形成不良姿勢。結果，就算患者本身有意識做出好的姿勢，也因為軟組織的僵硬造成的抵抗，導致難以形成好的姿勢。也就是說，即便在攣縮期，即使其他人指出「姿勢不好」而打算矯正姿勢，在這個時期物理上也難以實行。由於在這個時期，有時勉強矯正姿勢，疼痛會增加，因此重點在於姿勢停留在抬高胸廓、使骨盆立起的階段。

由上述可知，攣縮期是肩關節活動度必然減少的時期，亦為難以促進活動度擴大的時期。因此，這是要將軟組織的纖維化及沾粘抑制在最低限度，使肩胛胸廓關節周圍肌肉的柔軟度恢復的最重要時期。接著介紹攣縮期治療的思維與運動治療的實務。

1.攣縮期的治療目的

在攣縮期炎症的恢復過程，由於以被破壞的軟組織為中心，肉芽組織產生了疤痕，因此將引起纖維化與沾粘。這是組織的修復過程，在身體內引起的正常反應，可說是非常重要的時期。若這個時期胡亂施加物理性刺激，將可能妨礙修復過程，導致組織再度被破壞。接著，為了保護修復組織，肉芽組織將附著於此，使修復期間延長。也就是說，這個時期的治療目的，是停留在不伴隨疼痛的範圍內，且不讓肩關節的活動度減少。由於肩關節的活動度將必然減少，與其擴大活動度，不如將活動度的減少抑制在最低限度才是最重要的。

2.攣縮期的應對

攣縮期極具特徵的症狀之一為夜間痛，亦為姿勢的改善同樣困難的時期。在這個時期要順利地進入緩解期，重要的是將症狀抑制在不伴隨疼痛的範圍內，且不讓肩關節的活動度減少。在這個時期，我們物理治療師及患者本身應該知道的重點，就是不要急著改善肩關節的活動度。

進行物理治療及居家運動，可一次性改善肩關節的活動。因此，若持續仔細做物理治療及居家運動的話，就能夠改善症狀，物理治療師及患者本身都容易這樣想。但實際上，隨著時間經過，活動度又減少，且又影響生活動作了。也就是說，無論彼此多麼努力，由於結果還是會回到原本的狀態，有時也會被說「無論努力做什麼樣的復健，對五十肩都沒有效果」。

因此，在展開臨床實務時絕不可忘記，這個時期終究只是「攣縮期」。在組織修復結束前的期間，肩關節的活動度受限惡化可說是理所當然的現象。在復健時，希望能充分理解的是攣縮期的治療目的並非擴大關節的活動度，而是「如何阻止關節活動度的減少」。

3.攣縮期注射治療及藥物治療的成效

在疼痛嚴重的日子，重要的是好好地服用骨科醫師開處方的內服藥。不過，必須注意不可濫用。確實只要藥物發揮效用，緩和疼痛，便能夠使關節容易運動。不過，由於實際上軟組織並沒有修復，勉強做關節運動導致夜間痛惡化，是偶爾出現的案例。

也就是說，這個時期的重點，是透過注射及藥物治療來緩解疼痛，正確地進行物理治療及居家運動。後面將提到正確的方法，而反覆執行這個過程並同時觀察病程是很重要的。五十肩的治療是時好時壞的，必須知道這點，要有毅力去面對療程。

4.攣縮期物理治療的思維

由於攣縮期是損傷的軟組織纖維化及沾粘的時期，重要的是不過度施加物理性的刺激，同時將肩關節活動度的減少壓制在最小限度。因此，物理治療中的運動治療，必須在不發生疼痛的範圍內緩緩地進行。不過，沒有損傷的肩胛胸廓關節周圍的肌肉，便可能積極地展開物理治療。也就是說，基本上要積極進行肩胛胸廓關節的運動治療，保守進行肩肱關節的運動治療即可。同時，運動治療及居家運動等可用等長收縮。

許多攣縮期的患者，在這個時期都會對移動肩肱關節心懷恐懼。因此，要點在於再次說明在不會疼痛、舒適的範圍內進行。基本上只要在不會疼痛的範圍內應對，症狀就不會惡化。不過，也有患者誤解伴隨疼痛的復健比較有效。也為了化解這種毅力論的誤解，讓患者體驗物理治療實際效果多麼重要，正是發揮我們治療師功夫的地方。

5.攣縮期需留意的日常生活動作

雖然肩關節的運動時痛比疼痛期減輕了，但由於關節活動度逐漸減少，可說是日常生活動作受影響增加的時期。這個時期，雖然在肩關節的外展、外旋、內旋的活動都確認到與疼痛期同樣的刺痛，不過肩胛骨面上的上提動作相對能夠輕鬆地活動。也就是說，攣縮期的肩關節動作，就是以肩胛骨面上的活動為中心，重要的是肩胛胸廓關節比疼痛期更加大幅度活動。若能夠使肩胛胸廓關節更加大幅度活動，也容易促進不良姿勢的改善。

6.攣縮期的運動治療

在攣縮期，重要的是進行將軟組織的纖維化與沾粘壓制在最小限度的放鬆，以及讓肩胛胸廓關節周圍肌肉的柔軟度更加恢復的牽張。

1）放鬆

放鬆的原則是肌肉緊繃及壓痛舒緩之前，要反覆實施。順序是讓肌肉輕度伸展的姿勢，一瞬間施加輕微的等長收縮，反覆實施這種溫柔的復健。將肱骨頭往關節窩推壓，做出向心位置，經常能夠順利操作關節。

a.棘上肌

對於前部纖維，用一隻手固定肩胛骨的情況下觸診肌肉緊繃，用另一隻手將肩關節在肩胛骨面上進行內收及輕度外旋，接著讓肩關節在肩胛骨面上往外展及內旋方向進行輕度的等長收縮。

對於後部纖維，用一隻手固定肩胛骨的情況下觸診肌肉緊繃，用另一隻手將肩關節在肩胛骨面上進行內收及輕度內旋，接著讓肩關節在肩胛骨面上往外展及外旋方向進行輕度的等長收縮。（圖1）。

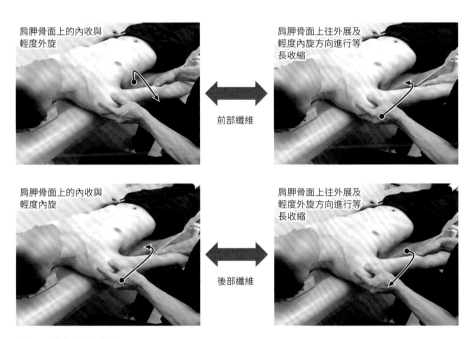

肩胛骨面上的內收與輕度外旋　　　　肩胛骨面上往外展及輕度內旋方向進行等長收縮

前部纖維

肩胛骨面上的內收與輕度內旋　　　　肩胛骨面上往外展及輕度外旋方向進行等長收縮

後部纖維

圖1：棘上肌的放鬆

前部纖維：將肩關節的肩胛骨面上進行內收及輕度外旋，接著在肩胛骨面上往外展及內旋方向進行輕度的等長收縮。

後部纖維：將肩關節的肩胛骨面上進行內收及輕度內旋，接著在肩胛骨面上往外展及外旋方向進行輕度的等長收縮。

b.棘下肌

　　對於上部纖維，用一隻手固定肩胛骨的情況下觸診肌肉緊繃，用另一隻手將肩關節在肩胛骨面上從內收做輕度內旋，接著讓肩關節往外旋方向進行輕度的等長收縮。對於下部纖維，用一隻手固定肩胛骨的情況下觸診肌肉緊繃，用另一隻手將肩關節在肩胛骨面上從外展做輕度內旋，接著讓肩關節往外旋方向進行輕度的等長收縮。（圖2）

c.小圓肌

　　由於小圓肌難以將肌纖維分區操作關節，基本上視為一體操作。

　　用一隻手固定肩胛骨的情況下觸診肌肉緊繃，用另一隻手將肩關節從屈曲、內收開始輕度內旋，接著讓肩關節往外旋方向進行輕度的等長收縮。（圖3）。

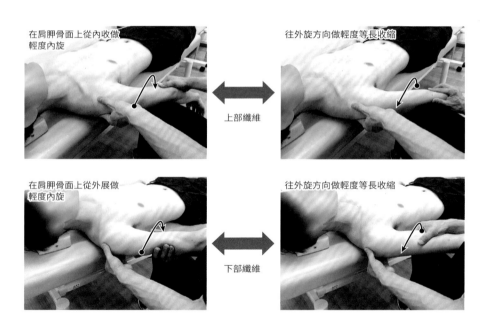

圖2：棘下肌的放鬆術

上部纖維：將肩關節在肩胛骨面上從內收做輕度內旋，接著往外旋方向做輕度等長收縮。
下部纖維：將肩關節在肩胛骨面上從外展做輕度內旋，接著往外旋方向做輕度等長收縮。

d.肩胛下肌

　　對於上部纖維，用一隻手固定肩胛骨的情況下觸診肌肉緊繃，用另一隻手將肩關節在肩胛骨面上從內收做輕度外旋，接著讓肩關節往內旋方向進行輕度的等長收縮。對於下部纖維，用一隻手固定肩胛骨的情況下觸診肌肉緊繃，用另一隻手將肩關節在肩胛骨面上從外展做輕度外旋，接著讓肩關節往內旋方向進行輕度的等長收縮。（圖4）。

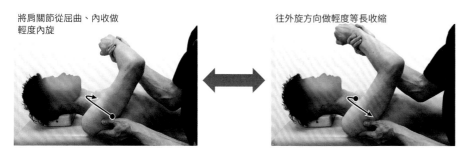

將肩關節從屈曲、內收做輕度內旋　　　　往外旋方向做輕度等長收縮

圖3：小圓肌的放鬆

將肩關節從屈曲、內收做輕度內旋，接著往外旋方向做輕度等長收縮。對目標的肌纖維輕度施加壓迫，便能夠選擇性使其伸展及收縮。

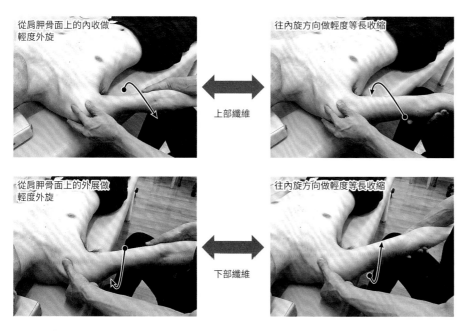

從肩胛骨面上的內收做　　　　往內旋方向做輕度等長收縮
輕度外旋

上部纖維

從肩胛骨面上的外展做　　　　往內旋方向做輕度等長收縮
輕度外旋

下部纖維

圖4：肩胛下肌的放鬆

上部纖維：將肩關節在肩胛骨面上從內收做輕度外旋，接著往內旋方向做輕度的等長收縮。
下部纖維：將肩關節在肩胛骨面上從外展做輕度外旋，接著往內旋方向做輕度的等長收縮。

e.大圓肌

　　用一隻手固定肩胛骨的情況下觸診肌肉緊繃，用另一隻手將肩關節從屈曲、內收做輕度外旋，接著讓肩關節往內旋方向進行輕度的等長收縮。（圖5）。

f.肱二頭肌

　　對於長頭，用一隻手固定肩胛骨的情況下觸診肌肉緊繃，用另一隻手將肩關節輕度伸展、內收、外旋，接著將肩關節往屈曲、外展、內旋方向做輕度等長收縮。對於短頭，用一隻手固定肩胛骨的情況下觸診肌肉緊繃，用另一隻手將肩關節從輕度外展做輕度伸展，接著往屈曲方向做輕度的等長收縮（圖6）。

g.喙肱肌

　　用一隻手固定肩胛骨的情況下觸診肌肉緊繃，用另一隻手將肩關節從外展姿勢做輕度伸展、內旋，接著將肩關節往屈曲、外旋方向做輕度等長收縮（圖7）。

h.肱三頭肌長頭

　　用一隻手固定肩胛骨的情況下觸診肌肉緊繃，用另一隻手在肘關節屈曲的情況下使肩關節輕度屈曲，接著肩關節往伸展方向做輕度等長收縮（圖8）。

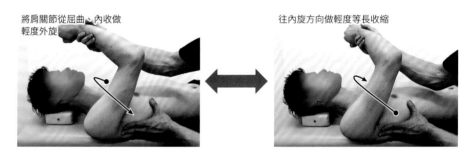

將肩關節從屈曲、內收做輕度外旋　　　　　往內旋方向做輕度等長收縮

圖5：大圓肌的放鬆
將肩關節從屈曲、內收做輕度外旋，接著將肩關節往內旋方向做輕度等長收縮。

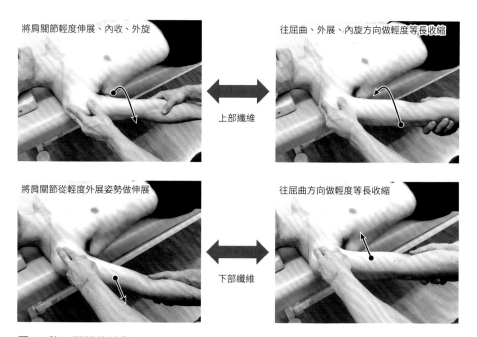

將肩關節輕度伸展、內收、外旋		往屈曲、外展、內旋方向做輕度等長收縮
	上部纖維	
將肩關節從輕度外展姿勢做伸展		往屈曲方向做輕度等長收縮
	下部纖維	

圖6：肱二頭肌的放鬆

長頭：使肩關節輕度伸展、內收、外旋，接著往屈曲、外展、內旋方向做輕度等長收縮。
短頭：將肩關節從輕度外展姿勢做輕度伸展，接著往屈曲方向做輕度等長收縮。

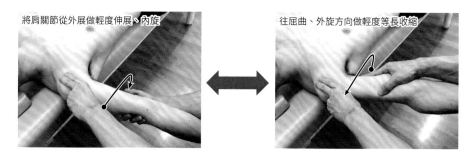

將肩關節從外展做輕度伸展、內旋　　　　　往屈曲、外旋方向做輕度等長收縮

圖7：喙肱肌的放鬆

將肩關節從外展姿勢輕度伸展、內旋，接著將肩關節往屈曲、外旋方向做輕度等長收縮。

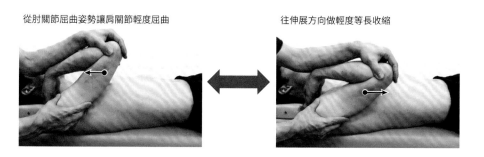

從肘關節屈曲姿勢讓肩關節輕度屈曲　　　　往伸展方向做輕度等長收縮

圖8：肱三頭肌長頭的放鬆

在肘關節屈曲的情況下使肩關節輕度屈曲，接著往伸展方向做輕度等長收縮。

2）牽張

牽張可改善目標肌肉的伸展性與滑動性，原則上實施至活動度擴大為止。順序為從讓肌肉伸展的姿勢做等長收縮，在10～30％的範圍內，每次1～3秒，反覆實施這個操作。這個操作誘發疼痛的情況，可能是肱骨頭的向心位移了，可穩穩地將肱骨頭往關節窩推壓後進行。

a.棘上肌

對於前部纖維，用一隻手托住大結節與觸診肌肉緊繃，用另一隻手將肩關節在肩胛骨面上內收與輕度外旋，接著將肩關節在肩胛骨面上往外展與內旋方向做等長收縮。對於後部纖維，用一隻手托住大結節與觸診肌肉緊繃，用另一隻手將肩關節在肩胛骨面上內收與輕度內旋，接著將肩關節在肩胛骨面上往外展與外旋方向做等長收縮。這種操作可獲得伸展性，目的為分離與肩峰下滑液囊的沾粘，以及分離前部纖維和旋轉肌間隔的沾粘（圖9）。

b.棘下肌

對於上部纖維，用一隻手托住大結節與觸診肌肉緊繃，用另一隻手將肩關節從內收做內旋，接著將肩關節往外旋方向做等長收縮。對於下部纖維，用一隻手托住大結節與觸診肌肉緊繃，用另一隻手將肩關節從外展做內旋，接著將肩關節往外旋方向做等長收縮。這種操作可獲得伸展性，目的為分離上部纖維與肩峰下滑液囊，以及下部纖維與後方關節囊的沾粘（圖10）

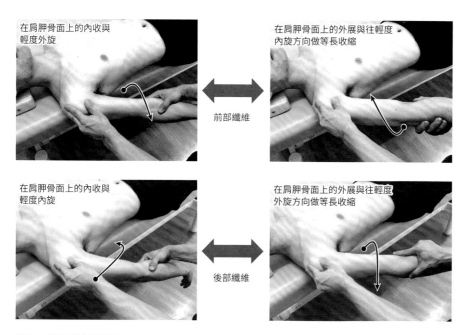

在肩胛骨面上的內收與
輕度外旋

在肩胛骨面上的外展與往輕度
內旋方向做等長收縮

前部纖維

在肩胛骨面上的內收與
輕度內旋

在肩胛骨面上的外展與往輕度
外旋方向做等長收縮

後部纖維

圖9：棘上肌的牽張

前部纖維：讓肩關節在肩胛骨面上做內收與輕度外旋，接著將肩關節在肩胛骨面上往外展與內旋方
　　　　　向做等長收縮。
後部纖維：讓肩關節在肩胛骨面上做內收與輕度內旋，接著將肩關節在肩胛骨面上往外展與外旋方
　　　　　向做等長收縮。

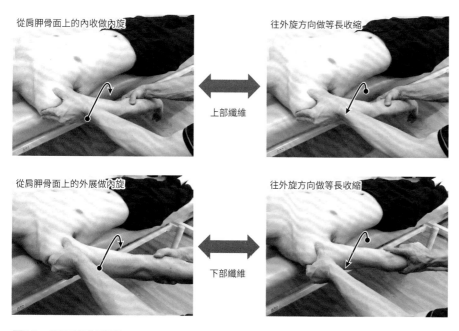

從肩胛骨面上的內收做內旋

往外旋方向做等長收縮

上部纖維

從肩胛骨面上的外展做內旋

往外旋方向做等長收縮

下部纖維

圖10：棘下肌的牽張

上部纖維：讓肩關節從內收做內旋，接著往外旋方向做等長收縮。
下部纖維：讓肩關節從外展做內旋，接著往外旋方向做等長收縮。

c.小圓肌

由於難以分開小圓肌的肌纖維操作關節，基本視為一體掌握。

用一隻手托住大結節與觸診肌肉緊繃，用另一隻手將肩關節屈曲、內收移至內旋，接著將肩關節往外旋方向做等長收縮。這種操作能獲得伸展性，目的是分離與後下側關節囊的沾粘及確保與四角空間的位置（圖11）。

d.肩胛下肌

對於上部纖維，單手托住小結節與觸診肌肉的緊繃，用另一隻手將肩關節內收移至外旋，接著將肩關節往內旋方向做等長收縮。對於下部纖維，單手托住小結節與觸診肌肉緊繃，用另一隻手將肩關節從外展做外旋，接著將肩關節往內旋方向做等長收縮。這種操作可獲得伸展性，目的為分離上部纖維的旋轉肌間隔和前上側關節囊的沾粘，以及分離下部纖維與前下方關節囊間的沾粘（圖12）。

e.大圓肌

用一隻手觸診肌肉緊繃，用另一隻手將肩關節從屈曲、內收移至外旋，接著將肩關節往內旋方向做等長收縮。這種操作可獲得伸展姓，目的為確保與四角空間之間的空間（圖13）。

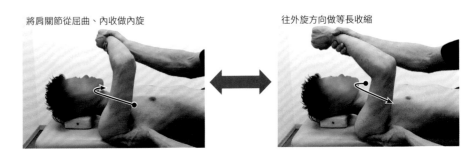

將肩關節從屈曲、內收做內旋　　　　　　　　往外旋方向做等長收縮

圖11：小圓肌的牽張

將肩關節從屈曲、內收做內旋，接著將肩關節往外旋方向做等長收縮。

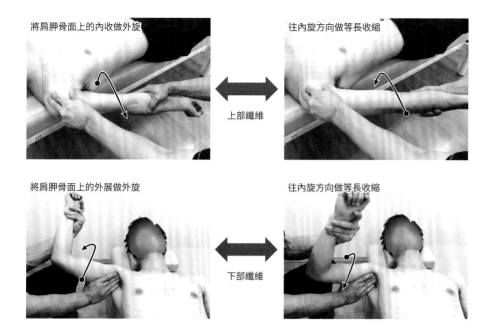

將肩胛骨面上的內收做外旋　　　　　　往內旋方向做等長收縮

上部纖維

將肩胛骨面上的外展做外旋　　　　　　往內旋方向做等長收縮

下部纖維

圖12：肩胛下肌的牽張

上部纖維：將肩關節從內收做外旋，接著往內旋方向做等長收縮。
下部纖維：將肩關節從外展做外旋，接著往內旋方向做等長收縮。

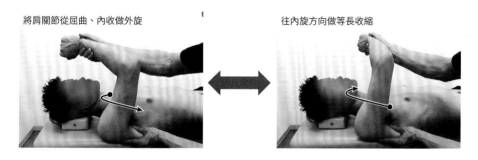

將肩關節從屈曲、內收做外旋　　　　　　往內旋方向做等長收縮

圖13：大圓肌的牽張

將肩關節從屈曲、內收做外旋，接著往內旋方向做等長收縮。

f.肱二頭肌

　　對於長頭，用一隻手托住大、小結節與觸診肌腱的緊繃，用另一隻手將肩關節伸展、內收、外旋，接著將肩關節往屈曲、外展、內旋方向做等長收縮。對於短頭，用一隻手觸診肌腱緊繃，用另一隻手將肩關節從輕度外展做伸展，接著將肩關節往屈曲方向等長收縮。這種操作可獲得伸展性，目的為分離長頭的二頭肌溝及滑輪系統（譯注：Pulley system，在日本指肩胛下肌、棘上肌、喙肱韌帶、上盂肱韌帶所構成，具有減輕摩擦構造的複合體。）間的沾粘，對短頭肌皮神經的肌內除壓（圖14）。

g.喙肱肌

　　用一隻手觸診肌腱的緊繃，用另一隻手將肩關節從外展做伸展、內旋，接著往屈曲、外旋方向做等長收縮。這種操作可獲得伸展性，目的為幫助肌內的肌皮神經除壓（圖15）。

h.肱三頭肌長頭

　　用一隻手扶住大結節與觸診肌肉的緊繃，用另一隻手在肘關節屈曲的姿勢下使肩關節屈曲，接著將肩關節往伸展方向做輕度的等長收縮。這種操作可獲得伸展性，目的為確保與四角空間之間的空間（圖16）。

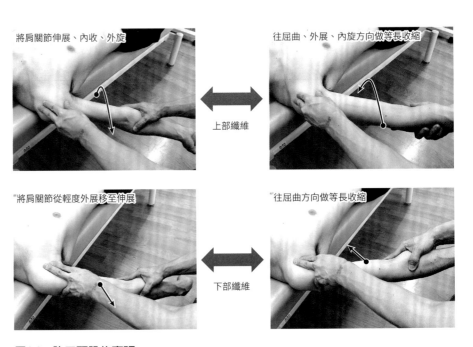

圖14：肱二頭肌的牽張

長頭：讓肩關節伸展、內收、外旋，接著往屈曲、外展、內旋方向做等長收縮。
短頭：讓肩關節從輕度外展移至伸展，接著往屈曲方向做等長收縮。

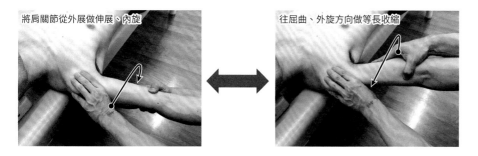

將肩關節從外展做伸展、內旋　　　　　　　　　往屈曲、外旋方向做等長收縮

圖15：喙肱肌的牽張

將肩關節從外展做伸展、內旋，接著往屈曲、外旋方向做等長收縮。

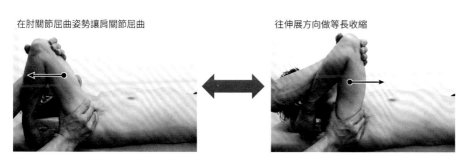

在肘關節屈曲姿勢讓肩關節屈曲　　　　　　　　往伸展方向做等長收縮

圖16：肱三頭肌長頭的牽張

在肘關節屈曲的姿勢下使肩關節屈曲，接著往伸展方向做輕度的等長收縮。

居家鍛鍊與運動治療一樣，基本上留意肩胛胸廓關節的運動治療要積極進行，肩肱關節的運動治療要保守進行。同時，肌肉收縮時用等長收縮很重要。

1）鍛鍊的順序

① 將肩關節往活動末端緩緩移動。在不會疼痛的範圍內進行。

② 進行等長收縮。

③ 接著，往肩關節活動末端緩緩移動。進行到不會疼痛的範圍為止。

④ 緩慢地將肩關節回到原處，放鬆力氣。

這是一個組合，反覆進行。

2）攣縮期進行的居家鍛鍊

① 對於肩肱關節周圍肌肉的鍛鍊

實際的做法，是用健側的手對患側的手腕施加阻力，便可能做等長收縮。其強度從最大施力狀態的10％左右開始。

要點在於以「稍微出力」感覺的力道使其收縮。在持續鍛鍊時，若疼痛恢復，活動度增加的話，也可以將力道提升到20％左右。另外，從a的順序各自進行10次，可安全進行。

a.在第一姿勢的外旋運動（圖17）

① 將肩關節緩慢地外旋，在活動末端且出現疼痛之前停止。

② 接著往內旋方向移動，健側的手往反方向使力，做等長收縮，保持約3秒鐘。

③ 再度將肩膀緩慢地外旋，在活動末端且出現疼痛之前停止。

④ 接著，一邊將肩膀緩慢地內旋，一邊回到原本的位置，最後放鬆力道。

b.在第一姿勢的內旋運動（圖18）

① 將肩關節緩慢地內旋，在活動末端且出現疼痛之前停止。

② 接著往外旋方向移動，健側的手往反方向使力，做等長收縮，保持約3秒鐘。

③ 再度將肩膀緩慢地內旋，在活動末端且出現疼痛之前停止。

④ 接著，一邊將肩膀緩慢地外旋，一邊回到原本的位置，最後放鬆力道。

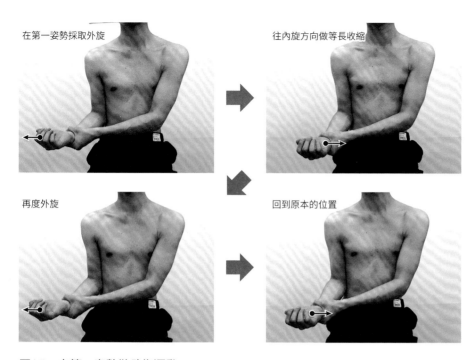

在第一姿勢採取外旋　　　　　　　　　往內旋方向做等長收縮

再度外旋　　　　　　　　　　　　　　回到原本的位置

圖17：在第一姿勢做外旋運動

將肩關節緩慢地外旋，在活動末端且出現疼痛之前停止，接著往內旋方向做等長收縮，保持約3秒鐘。之後再度將肩膀緩慢地外旋，在活動末端且出現疼痛之前停止，一邊將肩膀緩慢地內旋，一邊回到原本的位置，最後放鬆力道。

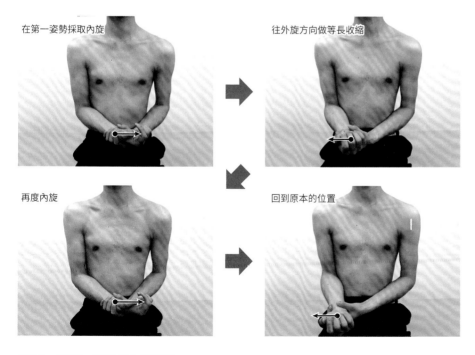

在第一姿勢採取內旋　　　　　　　　　往外旋方向做等長收縮

再度內旋　　　　　　　　　　　　　　回到原本的位置

圖18：在第一姿勢做內旋運動

將肩關節緩慢地內旋，在活動末端且出現疼痛之前停止，接著往外旋方向做等長收縮，保持約3秒鐘。之後再度將肩膀緩慢地內旋，在活動末端且出現疼痛之前停止，接著回到原本的位置，最後放鬆力道。

c.肩關節的屈曲運動（圖19）

① 將肩關節緩慢地屈曲，在活動末端且出現疼痛之前停止。

② 接著往伸展方向移動，健側的手往反方向使力，做等長收縮，保持約3秒鐘。

③ 再度將肩關節緩慢地屈曲，在活動末端且出現疼痛之前停止。

④ 接著，緩慢地伸展，回到原本的位置，最後放鬆力道。

d.肩關節的伸展運動 （圖20）

① 將肩關節緩慢地伸展，在活動末端且出現疼痛之前停止。

② 接著往屈曲方向移動，健側的手往反方向使力，做等長收縮，保持約3秒鐘。

③ 再度將肩關節緩慢地伸展，在活動末端且出現疼痛之前停止。

④ 接著，緩慢地屈曲，回到原本的位置，最後放鬆力道。

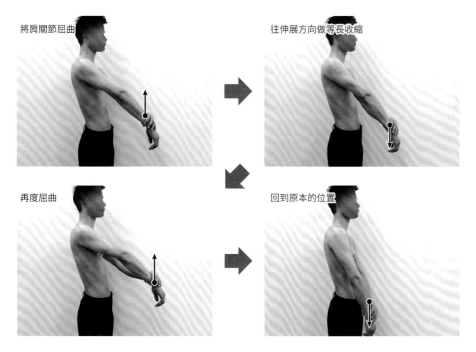

圖19：肩關節的屈曲運動

將肩關節緩慢地屈曲,在活動末端且出現疼痛之前停止。接著往伸展方向做等長收縮,保持約3秒鐘。再度將肩關節緩慢地屈曲,在活動末端且出現疼痛之前停止,接著回到原本的位置,最後放鬆力道。

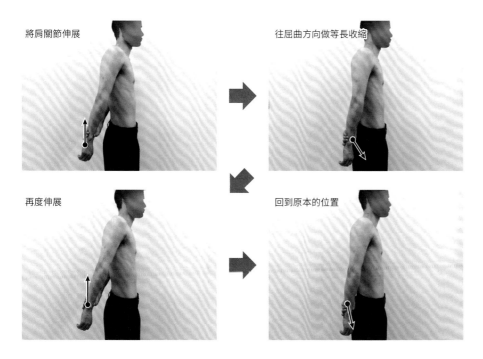

圖20：肩關節的伸展運動

將肩關節緩慢地伸展,在活動末端且出現疼痛之前停止。接著往屈曲方向做等長收縮,保持約3秒鐘。再度將肩關節緩慢地伸展,在活動末端且出現疼痛之前停止,接著回到原本的位置,最後放鬆力道。

e.第三姿勢的外旋運動（圖21）

① 將肩關節緩慢地外旋，在活動末端且出現疼痛之前停止。

② 接著往內旋方向移動，健側的手往反方向使力，做等長收縮，保持約3秒鐘。

③ 再度將肩關節緩慢地外旋，在活動末端且出現疼痛之前停止。

④ 接著，緩慢地內旋，回到原本的位置，最後放鬆力道。

f.第三姿勢的內旋運動（圖22）

① 將肩關節緩慢地內旋，在活動末端且出現疼痛之前停止。

② 接著往外旋方向移動，健側的手往反方向使力，做等長收縮，保持約3秒鐘。

③ 再度將肩關節緩慢地內旋，在活動末端且出現疼痛之前停止。

④ 接著，緩慢地外旋，回到原本的位置，最後放鬆力道。

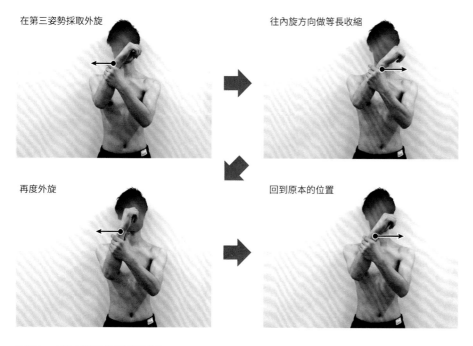

在第三姿勢採取外旋　　　　　　　　　　往內旋方向做等長收縮

再度外旋　　　　　　　　　　　　　　　　回到原本的位置

圖21：第三姿勢的外旋運動

將肩關節緩慢地外旋，在活動末端且出現疼痛之前停止，接著往內旋方向做等長收縮，保持約3秒鐘。再度將肩關節緩慢地外旋，在活動末端且出現疼痛之前停止，接著回到原本的位置，最後放鬆力道。

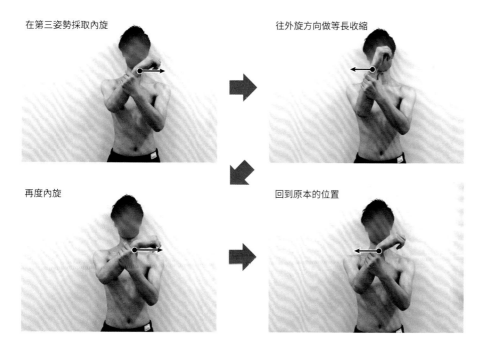

在第三姿勢採取內旋　　　　　　　　　　往外旋方向做等長收縮

再度內旋　　　　　　　　　　　　　　　　回到原本的位置

圖22：第三姿勢的內旋運動

將肩關節緩慢地內旋，在活動末端且出現疼痛之前停止，接著往外旋方向做等長收縮，保持約3秒鐘。再度將肩關節緩慢地內旋，在活動末端且出現疼痛之前停止，接著回到原本的位置，最後放鬆力道。

g.從水平屈曲到水平伸展運動（圖23）

① 將肩關節緩慢地水平屈曲，在活動末端且出現疼痛之前停止。

② 接著往水平伸展方向做關節運動，健側的手往反方向使力，做等長收縮，保持約3秒鐘。

③ 再度將肩關節緩慢地水平屈曲，在活動末端且出現疼痛之前停止。

④ 接著，緩慢地水平伸展，回到原本的位置，最後放鬆力道。

h.肩關節的外展運動（圖24）

①將肩關節緩慢地外展，在活動末端且出現疼痛之前停止。

②接著往內收方向移動，健側的手往反方向使力，做等長收縮，保持約3秒鐘。

③再度將肩關節緩慢地外展，在活動末端且出現疼痛之前停止。

④接著，緩慢地內收，回到原本的位置，最後放鬆力道。

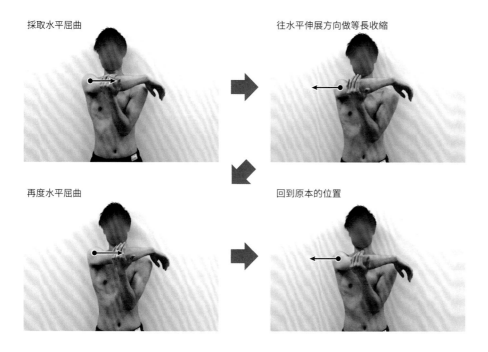

採取水平屈曲　　　　　　　　　　　往水平伸展方向做等長收縮

再度水平屈曲　　　　　　　　　　　回到原本的位置

圖23：水平屈曲到水平伸展運動

將肩關節緩慢地水平屈曲，在活動末端且出現疼痛之前停止。接著往水平伸展方向做等長收縮，保持約3秒鐘。再度將肩關節緩慢地水平屈曲，在活動末端且出現疼痛之前停止，接著回到原本的位置，最後放鬆力道。

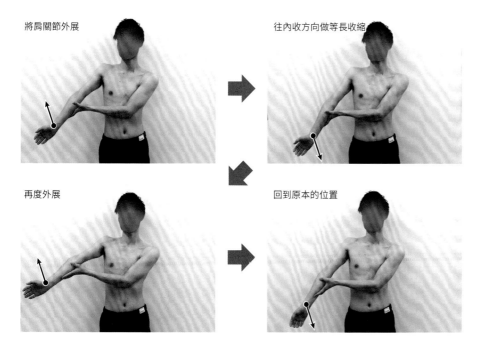

將肩關節外展　　　　　　　　　　　往內收方向做等長收縮

再度外展　　　　　　　　　　　　　回到原本的位置

圖24：肩關節的外展運動

將肩關節緩慢地外展，在活動末端且出現疼痛之前停止。接著往內收方向做等長收縮，保持約3秒鐘。再度將肩關節緩慢地外展，在活動末端且出現疼痛之前停止，接著回到原本的位置，最後放鬆力道。

i.肩關節的內收運動（圖25）

　　① 將肩關節緩慢地內收，在活動末端且出現疼痛之前停止。

　　② 接著往外展方向移動，健側的手往反方向使力，做等長收縮，保持約3秒鐘。

　　③ 再度將肩關節緩慢地內收，在活動末端且出現疼痛之前停止。

　　④ 接著，緩慢地外展，回到原本的位置，最後放鬆力道。

j.在第二姿勢（若外展活動度不足，就移至活動末端）的外旋運動（圖26）

　　① 將肩關節緩慢地外旋，在活動末端且出現疼痛之前停止。

　　② 接著往內旋方向做關節運動，健側的手往反方向使力，做等長收縮，保持約3秒鐘。

　　③ 再度將肩關節緩慢地外旋，在活動末端且出現疼痛之前停止。

　　④ 接著，緩慢地內旋，回到原本的位置，最後放鬆力道。

5

攣縮期的治療思維與運動治療

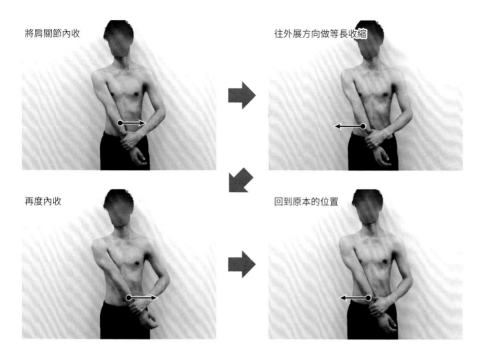

將肩關節內收　　　　　　　　　　　　往外展方向做等長收縮

再度內收　　　　　　　　　　　　　　回到原本的位置

圖25：肩關節的內收運動

將肩關節緩慢地內收，在活動末端且出現疼痛之前停止，接著往外展方向移做等長收縮，保持約3秒鐘。再度將肩關節緩慢地內收，在活動末端且出現疼痛之前停止，接著回到原本的位置，最後放鬆力道。

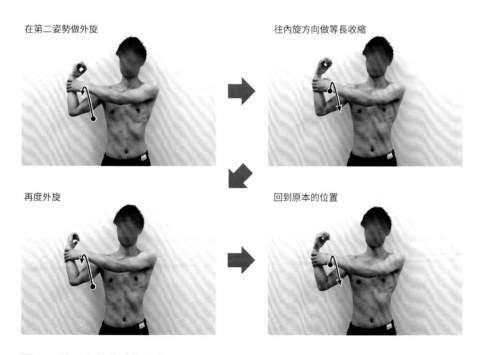

在第二姿勢做外旋　　　　　　　　　　往內旋方向做等長收縮

再度外旋　　　　　　　　　　　　　　回到原本的位置

圖26：第二姿勢的外旋運動

將肩關節緩慢地外旋，在活動末端且出現疼痛之前停止，接著往內旋方向移做等長收縮，保持約3秒鐘。再度將肩關節緩慢地外旋，在活動末端且出現疼痛之前停止，接著回到原本的位置，最後放鬆力道。

k.第二姿勢（若外展活動度不足，就移至活動末端）的內旋運動（圖27）

① 將肩關節緩慢地內旋，在活動末端且出現疼痛之前停止。

② 接著往外旋方向做關節運動，健側的手往反方向使力，做等長收縮，保持約3秒鐘。

③ 再度將肩關節緩慢地內旋，在活動末端且出現疼痛之前停止。

④ 接著，緩慢地外旋，回到原本的位置，最後放鬆力道。

l.從水平屈曲至水平伸展運動（圖28）

① 將肩膀緩慢地水平伸展，在活動末端且出現疼痛之前停止。

② 接著往水平屈曲方向移動，健側的手往反方向使力，進行等長收縮，保持約3秒鐘。

③ 再度將肩關節緩慢地水平伸展，在活動末端且出現疼痛之前停止。

④ 接著，緩慢地水平屈曲，回到原本的位置，最後放鬆力道。

5

攣縮期的治療思維與運動治療

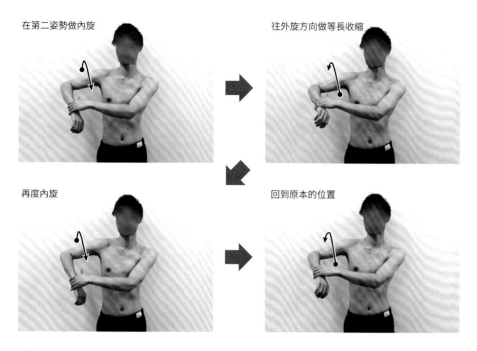

圖27：在第二姿勢做內旋運動

將肩關節緩慢地內旋，在活動末端且出現疼痛之前停止，接著往外旋方向做等長收縮，保持約3秒鐘。再度將肩關節緩慢地內旋，在活動末端且出現疼痛之前停止，接著回到原本的位置，最後放鬆力道。

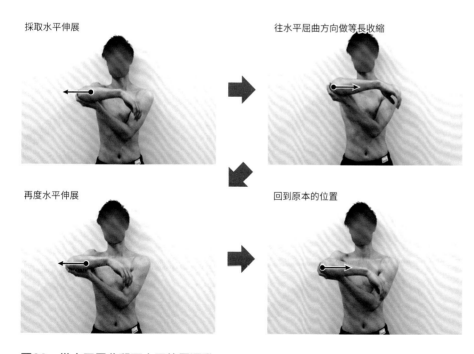

圖28：從水平屈曲移至水平伸展運動

將肩膀緩慢地水平伸展，在活動末端且出現疼痛之前停止，接著往水平屈曲方向做等長收縮，保持約3秒鐘。再度將肩關節緩慢地水平伸展，在活動末端且出現疼痛之前停止，接著回到原本的位置，最後放鬆力道。

3）針對肩胛胸廓關節周圍肌肉的鍛鍊

關於肩胛胸廓關節周圍的肌肉，只要進行妥善的鍛鍊就能出現成效。接著介紹的鍛鍊，由於基本上不會伴隨肩肱關節的移動，因此不會出現疼痛。不過，肩胛胸廓關節周圍的肌肉會因為牽拉而出現伸展的感覺。如果伴隨疼痛的情況，則判斷為有肩肱關節的移動，可調整鍛鍊的姿勢，比如看著鏡子確認動作，或坐在椅上用坐姿進行鍛鍊以減少負擔。

a.軀幹屈曲的伸展運動（圖29）
① 將左右手放到桌子上。
② 盡可能彎曲背後，在活動末端保持5秒鐘。
③ 接著盡可能將背往後仰，在活動末端保持5秒鐘。

b.軀幹的側屈運動（圖30）
① 將左右手在胸前交叉，挺直背。
② 一邊注意不要移動骨盆，一邊將軀幹側屈，在活動末端保持5秒鐘。
③ 也往反方向側屈，在活動末端保持5秒鐘。

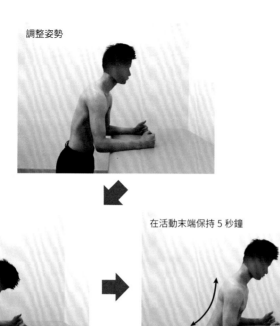

調整姿勢

在活動末端保持 5 秒鐘　　　　　　　在活動末端保持 5 秒鐘

圖29：軀幹屈曲的伸展運動

將左右手放到桌子上，盡可能彎曲背後，在活動末端保持5秒鐘。接著盡可能將背往後仰，在活動末端保持5秒鐘。

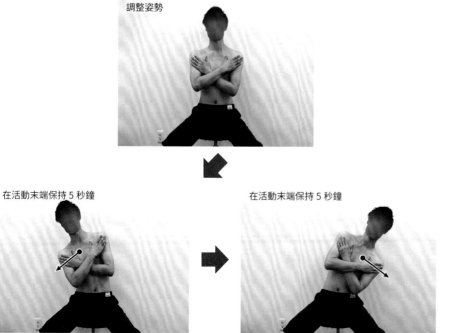

調整姿勢

在活動末端保持 5 秒鐘　　　　　　　在活動末端保持 5 秒鐘

圖30：軀幹的側屈運動

將左右手在胸前交叉，挺直背，一邊注意不要移動骨盆，一邊將軀幹側屈，在活動末端保持5秒鐘。接著也往反方向側屈，在活動末端保持5秒鐘。

c.軀幹的旋轉運動（圖31）

① 將左右手在胸前交叉，挺直背。

② 一邊想像身體中心的軸，一邊將軀幹往側面扭轉，在活動末端保持5秒鐘。

③ 也往反方向扭轉，在活動末端保持5秒鐘。

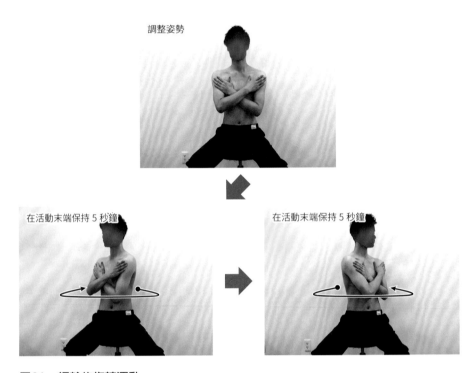

調整姿勢

在活動末端保持5秒鐘　　　　在活動末端保持5秒鐘

圖31：軀幹的旋轉運動

將左右手在胸前交叉，挺直背，一邊想像身體中心的軸，一邊將軀幹往側面扭轉，在活動末端保持5秒鐘。接著也往反方向扭轉，在活動末端保持5秒鐘。

彙整

由於攣縮期是肩關節活動度必然減少的時期，重要的是將軟組織的纖維化與沾粘抑制在最低限度，並恢復肩胛胸廓關節周圍肌肉的柔軟度。本章基於這個內容，講解運動治療及居家鍛鍊的做法。每種方法都要在不會疼痛的範圍內進行，不過應對時需要牢記，這個時期的狀況會時好時壞，需要拿出毅力。

第6章
緩解期的治療思維與運動治療

第6章 緩解期的治療思維與運動治療

　　進入緩解期後，肩關節的活動度終於擴大，與疼痛期及攣縮期相比，疼痛也變得輕鬆。進行運動治療及居家鍛鍊，容易獲得良好的反應，也能夠恢復肩胛肱骨節律原本的動作。也就是說，在緩解期的時期，可以觀察時機，積極展開肩肱關節的運動治療。緩解期和攣縮期不同，特徵是可一定程度維持已恢復的活動度。

　　其實有些著作及論文將緩解期和攣縮期歸為一類，沒有明確的定義。也就是說，由於和攣縮期沒有明確的界線，必須倚賴臨床經驗判斷轉變的時期。

　　因此，雖然是根據筆者的臨床經驗訂下的定義，緩解期是肩肱關節的活動度開始擴大，可說是即使在活動度末端確認到疼痛，其他角度幾乎不會出現疼痛的時期。同時，疼痛的性質及強度也出現了變化，許多案例安靜時痛及痛苦的夜間痛消失，疼痛幾乎只剩運動時痛。

　　若五十肩的症狀產生如此的變化之後，即可判斷為緩解期的時期，可在這個時期積極地做促進肩肱關節活動度擴大的運動治療。這個時期與時好時壞的攣縮期不同，能夠明顯感覺到運動治療的成效。

1.緩解期的治療目的

　　緩解期的目的為擴大肩肱關節的活動度。損傷的組織混雜著已修復、纖維化及沾粘等組織。因此治療的重點在於，讓纖維化後無法伸長的組織伸展，以及讓沾粘後而無法滑動的組織滑動。成為治療對象的組織，透過逐漸施加物理性的刺激，可取回原本的伸展性和滑動性，使肩肱關節的移動逐漸恢復。這個時期的疼痛大多是在最末端活動度的疼痛，不過隨著活動度的擴大，疼痛也會逐漸緩和。

2.緩解期的應對

　　雖然緩解期的目的是恢復受限的移動，不過其中的綁頭髮動作及手伸向腰背動作經常無法做代償性運動。因此，需要以這些旋轉活動度為中心逐漸擴大。雖然已在「4.緩解期物理治療的思維」中提到活動度擴大的要點，不過仍要理解在活動度的末端，運動軸將位移的情況。意即，不同活動度的測量而獲得的角度，不過是表面的現象，大多是關節內肱骨頭往鬆弛組織的方向位移。因此，若調整關節軸，正確地測量活動度，將減少10～15°左右。關節運動的活動度末端，要在出現可忍受的疼痛之前停止，要留意無法忍受的疼痛會損害關節內的組織。

同時，這個時期的基本法也是關節操作，重要的是將肱骨頭和關節窩配合，遇見運動時痛無法控制的案例，特別不要忘記這個觀點。

3.緩解期的注射治療及藥物治療的成效

進入緩解期，就幾乎不需要注射治療及藥物治療。由於或許會因為某些緣故，使得疼痛暫時變嚴重，只有在這種情況會服用消炎鎮痛劑。雖然只是筆者的經驗，許久未服用消炎鎮痛劑的案例，大多表示「很有效」。因此，與疼痛期、攣縮期不同，治療時可稍微隔一段時間，不過最重要的是與主治醫師好好商量。

4.緩解期物理治療的思維

說明讓肩關節上提方向的移動恢復的兩項要點。首先，由於上提角度超過90°，在第一姿勢的外旋角度需要超過20°。這是由於在肩關節的外旋角度不足的情況上提肩關節時，第二肩關節的大結節將與喙肩弓衝撞，移動將受限。同時，為了上提角度超過150°，第二姿勢的外旋角度需要90°，第三姿勢的內旋角度需要0°以上。最好參考這兩項要點，執行物理治療。

5.緩解期需留意的日常生活動作

在緩解期，需要最大限度恢復肩膀的移動。此時，若熟記日常生活動作時需要的肩關節活動度，便可當作參考。在這個項目，也將介紹關於運動動作的思維。

1）日常生活中需要的肩關節活動度

　　為了順利進行日常生活的動作，必須知道該行為所需的肩關節活動度。

　　整理頭髮動作（圖1）需要的肩關節移動，是屈曲70°以上，外旋70°以上。

　　洗身體動作（圖2）需要的肩關節移動，是屈曲70°以上，內、外旋40～60°以上。

　　換衣服動作（圖3）需要的肩關節移動，上半身是屈曲70°以上，內、外旋45°以上；下半身是外展25°以上，外旋30°以上。

　　肩關節的活動度不足，和日常生活動作有困難的情況，首先參考這些角度，可從該方向做運動治療及居家鍛鍊。同時，這些終究是參考角度，應對時必須理解每個人所需要的活動度有時也不相同。

　　另外，沒有這些日常生活所需活動度的情況，基本上是以健側為中心進行日常生活動作的形式，原本健側並非慣用手的情況，便以其為中心活動。或許一開始會困惑，經驗上許多人都能立刻習慣，希望能仔細說明，構築信任關係。接著介紹患者經常商量的日常生活動作的內容。

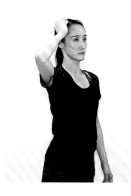 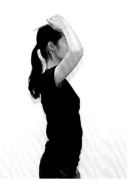

圖1：整理頭髮動作

整理頭髮動作需要的肩關節移動，是屈曲70°以上，外旋70°以上。

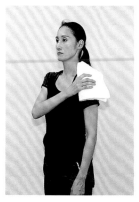 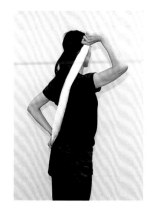 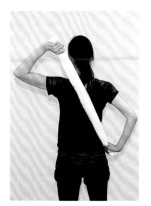

| a：清洗另一側 | b：上方的手用毛巾洗背部 | c：下方的手用毛巾洗背部 |

圖2：洗身體動作

洗身體動作需要的肩關節移動，是屈曲70°以上，內、外旋40～60°以上。

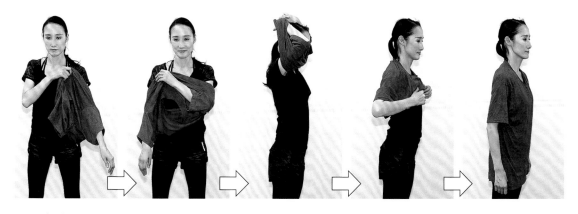

圖3：換衣服動作

換衣服動作需要的肩關節移動，上半身是屈曲70°以上，內、外旋45°以上；下半身是外展25°以上，外旋30°以上。

① 綁頭髮動作（圖4）

首先將手肘放在桌上，大幅彎曲背部。接著將頭部靠近手。如此一來便可梳頭髮。用吹風機時，可用同樣的方法進行。

② 洗身體動作（洗背部的方法）（圖5）

首先準備一條長毛巾。接著，雙手拿著毛巾，患側的手在下方，健側的手在上方，健側優先動作，便可能清洗背部。

③ 換衣服動作（圖6）

換衣服時，先從患側開始做，接著讓健側穿過頭度，最後通過健側的肢體。脫衣服時，先從健側開始做，接著讓健側穿過頭部，最後通過患側的肢體。另外，如果上下半身的衣服是有鈕釦的襯衫類型，穿脫會較為輕鬆，肩膀的負擔也能減輕。

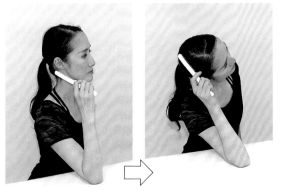
a：將手肘放在桌上　　　　　b：靠近頭部，梳頭髮

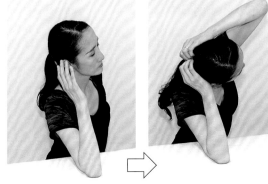
c：將手肘放在桌上　　　　　d：靠近頭部綁頭髮

圖4：綁頭髮動作

將手肘放在桌上，大幅彎曲背部，將頭部靠近手，便可梳頭髮。
用吹風機時，可用同樣的方法進行。

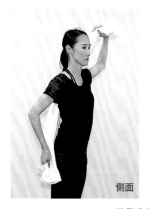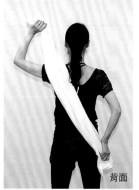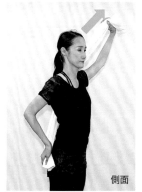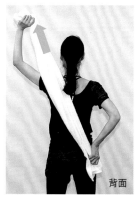

a：將長毛巾繞到背部 　　　　　　　　　　　　b：用健側移動毛巾洗身體

圖5：洗身體動作（洗背部的方法）

雙手拿著毛巾，患側的手在下，健側的手在上，優先移動健側便可清洗背部。

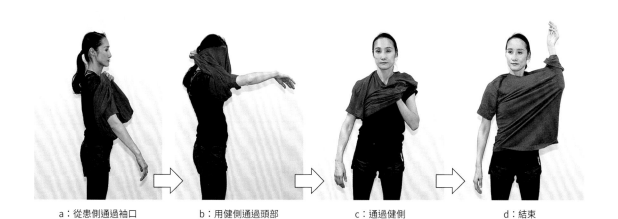

a：從患側通過袖口　　　b：用健側通過頭部　　　c：通過健側　　　d：結束

圖6：換衣服動作

穿衣服時從患側開始，最後通過健側。
脫衣服時從健側開始，最後通過患側。

2）緩解期的運動動作

　　為了進行圓滑的運動動作，需要肩關節大幅度的活動度，特別是旋轉動作為必要的條件。不過，伴隨活動度受限及運動時痛的情況，表現力將顯著變差，無法進行妥善的競技。作為對策，改變過去的姿勢是最好的方法。在揮棒及投球動作中，重點在於從以肩膀為中心的移動姿勢，改成以肩胛骨為中心的姿勢（**圖7**）。

　　實際上，許多運動的動作比起用肩膀，以肩胛骨的移動為中心，更會提升表現力。因此，應該以障礙發生的契機，牢記肩胛骨的移動，應用在運動及日常生活動作上。另外，關於肩胛骨的用法，只要階段性讓身體熟悉，就能夠幫助進步。

　　並不是因為疼痛就避免運動，不如說在緩解期應該更積極運動比較好。

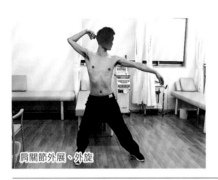
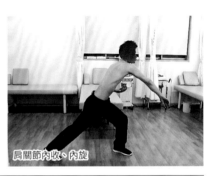

正常肩

肩關節外展、外旋 ／ 肩關節內收、內旋

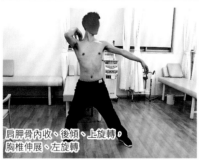
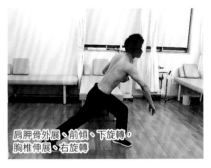

五十肩

肩胛骨內收、後傾、上旋轉，胸椎伸展、左旋轉 ／ 肩胛骨外展、前傾、下旋轉，胸椎伸展、右旋轉

圖7：緩解期的運動動作

在揮棒及投球動作中，重點在於從以肩膀為中心的移動姿勢，改成以肩胛骨為中心的姿勢。有鑑於此，最好讓患者意識到手臂連接處不是肩關節，而是肩胛骨。

　　緩解期是損傷的組織幾乎修復，混雜著纖維化、沾粘組織的狀態。因此，對於欲治療的組織逐漸施加物理性的刺激，有可能取回原本的伸展性及滑動性，使肩肱關節的活動恢復正是運動治療的訣竅。

　　這種運動治療最重要的，就是治療師要確認想恢復伸展性及滑動性的組織，與患者感受到伸長感及緊繃感的組織是否一致。打算讓棘下肌伸展，結果卻沒有成功的情況（大結節與喙肩弓衝撞，與肩峰下滑液囊及旋轉肌袖夾擠，感受到緊繃的情況等），無法有充分的成效。同時，患者感受到的伸展感及緊繃感，不要勉強忍耐，舒服的程度才是理想的強度。

　　關於具體的方法，在攣縮期與緩解期，無關乎程度的強度，「放鬆」與「牽張」的方法相同，請參考第5章。由於在緩解期，改善關節囊的攣縮很重要，因此介紹下述內容。

1）放鬆：參考第5章的114頁。

2）牽張：參考第5章的120頁。

3）去除關節囊的攣縮

　　關節囊縮小，關節活動度就會明顯受到限制。在攣縮期有時滑膜炎會有影響，譬如即便恢復關節囊的伸展性，也無法具有妥善的鬆弛度，活動度的改善時好時壞。不過在緩解期，一度恢復的軟組織伸展性及滑動性，恢復成原本狀態的情況不在少數。因此，對於這個時期的關節囊做伸展的操作，可說具有成效（當然也可以在攣縮期進行，但由於沒有適當執行就會引起疼痛，因此必須注意）。

　　同時，關節囊的各處都有旋轉肌袖附著於此。只是，關節囊沒有妥善伸長的許多案例中，大多為旋轉肌袖或關節囊有沾粘。因此，雖然這裡將說明關節囊的伸展操作，不過其目的在於關節囊的伸展性，與旋轉肌袖的滑動性。

　　實際的順序，將目標的關節囊伸展，接著使附著於該處的旋轉肌袖收縮，反覆進行這個過程。由於旋轉肌袖沒有直接附著在喙肱韌帶與腋窩凹陷處上，伸展操作為主軸。

　　同時，關於關節囊，想像關節窩的位置很重要，認為這種手技很困難的人，請參考《肩關節攣縮的評估與運動治療》的第7章。

　　推壓肱骨頭的方向，可將關節窩視為時鐘，分為上方、下方、前方、後方看待。本書內容以右上肢設為基準。12點位於關節窩的上方，是肩鎖關節的方位。3點位於關節窩的前方，是喙突的方位。6點位於關節窩的下方，是遠離肩鎖關節的方位。9點位於關節窩的後方，是遠離喙突的方位。只要能夠如此作想像，應該也能夠想像前上方、前下方、後上方、後下方的位置。

6

緩解期的治療思維與運動治療

149

a.上關節囊（包含肩峰下滑液囊）

　　用棘上肌的功能，來做上關節囊的伸展性及滑動性的恢復。用一隻手扶住上肢，用另一隻手將肱骨頭對著關節窩往上推壓。將肩關節往肩胛骨面上內收，接著做輕度外旋，前部纖維將伸展。之後，讓肩關節往肩胛骨面上外展、內旋，使肌肉收縮。關於後部纖維，讓肩關節往肩胛骨面上內收，接著做輕度內旋，便會伸展。之後，讓肩關節往肩胛骨面上外展、外旋，使肌肉收縮。這個操作，不僅能夠有效改善手伸向腰背動作及肩胛骨位置異常，也能夠分離與疼痛關聯性極高的肩峰下滑液囊與旋轉肌袖之間的沾粘，因此希望能夠精通這種技術（圖8）。

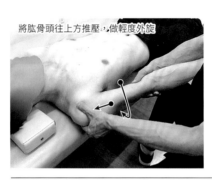
將肱骨頭往上方推壓，做輕度外旋

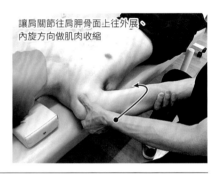
讓肩關節往肩胛骨面上往外展、內旋方向做肌肉收縮

前方

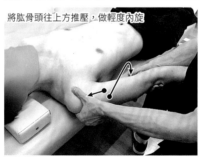
將肱骨頭往上方推壓，做輕度內旋

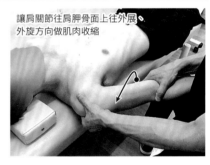
讓肩關節往肩胛骨面上往外展、外旋方向做肌肉收縮

後方

圖8：上關節囊的伸展操作（肩峰下滑液囊的沾粘分離操作）

前部纖維：將肱骨頭對著關節窩往上方推壓，讓肩關節往肩胛骨面上內收，接著做輕度外旋，則前部纖維伸展。接著讓肩關節往肩胛骨面上的外展、內旋方向做肌肉收縮。

後部纖維：將肱骨頭對著關節窩往上方推壓，讓肩關節往肩胛骨面上內收，接著做輕度內旋，則後部纖維伸展。接著讓肩關節往肩胛骨面上的外展、外旋方向做肌肉收縮。

b.前方關節囊

　　用肩胛下肌的功能做前關節囊的伸展性與滑動性的改善。用一隻手扶住上肢,用另一隻手將肱骨頭對著關節窩往前方推壓。關於前上側關節囊,讓肩關節內收,接著外旋,便可伸展。之後,將肩關節內旋,使肌肉收縮。關於前下側關節囊,讓肩關節外展,接著外旋,便可伸展。之後將肩關節內旋,使肌肉收縮。這種操作可有效改善綁頭髮動作(圖9)。

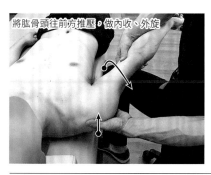
將肱骨頭往前方推壓,做內收、外旋

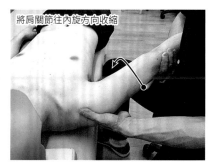
將肩關節往內旋方向收縮

前上側
關節囊

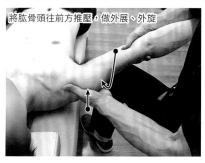
將肱骨頭往前方推壓,做外展、外旋

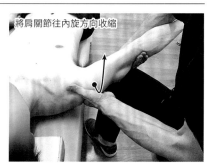
將肩關節往內旋方向收縮

前下側
關節囊

圖9:前關節囊的伸展操作

前上側關節囊:將肱骨頭對著關節窩往前方推壓,使肩關節內收,接著外旋,便可伸展。之後將肩關節往內旋方向做肌肉收縮。

前下側關節囊:將肱骨頭對著關節窩往前方推壓,使肩關節外展,接著外旋,便可伸展。之後將肩關節往內旋方向做肌肉收縮。

6

緩解期的治療思維與運動治療

c.後側關節囊（含後上側）

　　用棘下肌的功能做前關節囊的伸展性與滑動性的改善。用一隻手扶住上肢，用另一隻手將肱骨頭對著關節窩往後方推壓。關於後上側關節囊，使肩關節內收，接著內旋，便可伸展。之後，將肩關節外旋，使肌肉收縮。關於後側關節囊，讓肩關節外展，接著內旋，便可伸展。之後將肩關節外旋，使肌肉收縮。這種操作可有效改善手伸向後背動作及肱骨頭的前向位移（圖10）。

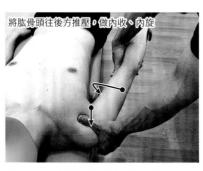
將肱骨頭往後方推壓，做內收、內旋

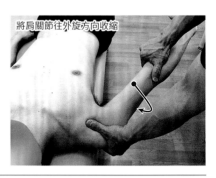
將肩關節往外旋方向收縮

後上側關節囊

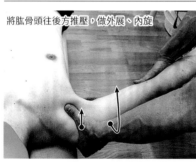
將肱骨頭往後方推壓，做外展、內旋

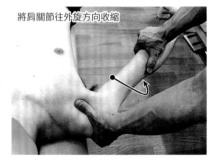
將肩關節往外旋方向收縮

後側關節囊

圖10：後側關節囊的伸展操作

後上側關節囊：將肱骨頭對著關節窩往後方推壓，使肩關節內收，接著內旋，便可伸展。之後將肩關節往外旋方向做肌肉收縮。

後側關節囊：將肱骨頭對著關節窩往後方推壓，使肩關節外展，接著內旋，便可伸展。之後將肩關節往外旋方向做肌肉收縮。

d.後下側關節囊

用小圓肌的功能做後下側關節囊的伸展性與滑動性的改善。用一隻手扶住上肢，用另一隻手將肱骨頭對著關節窩往後下側推壓。關於後下側關節囊，使肩關節屈曲、內收，接著內旋，小圓肌便可伸展。之後將肩關節外旋，使肌肉收縮。這種操作可有效改善肱骨頭的前上側位移（圖11）。

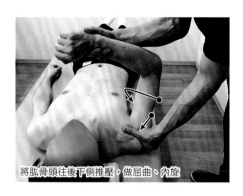
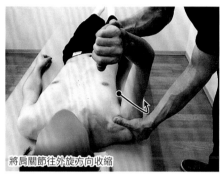

將肱骨頭往後下側推壓，做屈曲、內旋　　　將肩關節往外旋方向收縮

圖11：後下側關節囊的伸展操作

將肱骨頭對著關節窩往後下側推壓，使肩關節屈曲、內收，接著內旋，便可伸展。之後將肩關節往外旋方向做肌肉收縮。

e.喙肱韌帶

　　有時喙肱韌帶的上方與棘上肌沾粘，下方與肩胛下肌肌腱沾粘。要各自分離，重要的是一邊讓喙肱韌帶伸展，一邊促進與沾粘組織間的滑動。關於實際的方法，上方沾粘的情況，用一隻手觸診喙肱韌帶的緊繃，用另一隻手將肩關節從輕度外旋做肩胛骨面上的內收，讓喙肱韌帶伸展。而用另一隻手，分離喙肱韌帶上方與棘上肌肌腱之間的沾粘。下方沾粘的情況，用一隻手觸診喙肱韌帶的緊繃，用另一隻手使肩關節從伸展、內收移至外旋，伸展喙肱韌帶。並用另一隻手分離喙肱韌帶下方與肩胛下肌肌腱之間的沾粘。這種操作可有效獲得90°以上上提所需要的外旋20°角度（**圖12**）。

將肩關節輕度外旋	分離喙肱韌帶與棘上肌肌腱之間
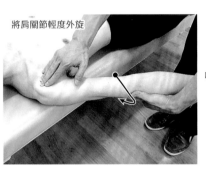	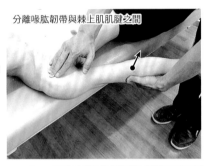

喙肱韌帶
上方

將肩關節伸展、內收	分離喙肱韌帶與肩胛下肌肌腱之間
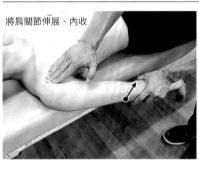	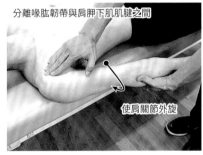

喙肱韌帶
下方

使肩關節外旋

圖12：喙肱韌帶伸展操作

喙肱韌帶上方：觸診喙肱韌帶上方，將肩關節從輕度外旋使肩胛骨面上內收，一邊對喙肱韌帶施加伸展刺激，一邊分離喙肱韌帶上方與棘上肌肌腱之間的沾粘。

喙肱韌帶下方：觸診喙肱韌帶下方，將肩關節從伸展、內收移至外旋，一邊對喙肱韌帶施加伸展刺激，一邊分離喙肱韌帶下方與肩胛下肌肌腱之間的沾粘。

f.腋窩凹陷

　　有許多案例的腋窩凹陷處會縮小，由於各對前方與後方伸展便容易擴張，將說明這種方法。關於前方，用一隻手扶住上肢，用另一隻手將肱骨頭對關節窩往下側推壓並外旋。關於後方，用一隻手扶住上肢，用另一隻手將肱骨頭對關節窩往下側推壓並內旋。這種操作可有效改善最末端上提活動度（**圖**13）。

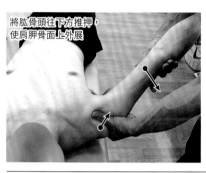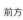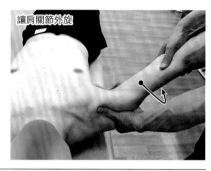

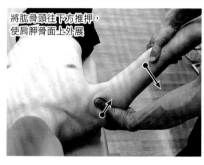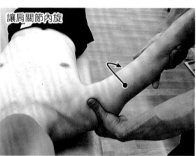

圖13：**腋窩凹陷的伸展操作**
前方：將肱骨頭對關節窩往下推壓並外旋。
後方：將肱骨頭對關節窩往下推壓並內旋。

在緩解期的鍛鍊，重要的是將負荷抑制在舒服的感覺，持續進行。同時，一邊順利活動肩肱關節，一邊使肩關節的活動更加擴大，是鍛鍊的要點。

雖然前面也講解過緩解期物理治療的思維，理解第二肩關節的構造後指導鍛鍊很重要。譬如，為了迴避大結節與喙肩弓之間的衝撞，要從肩關節外旋的位置做外旋運動，以及從屈曲的位置做水平伸展運動的鍛鍊。

請參考接著介紹的鍛鍊，個別進行應用。

1）目的為擴大上提活動度的鍛鍊

將左右手肘放在桌上的姿勢設為開始姿勢。手肘要固定，一邊伸展一邊將身體往後方下移。接著相對的，肩關節要上提。在活動度末端保持約5秒左右，接著回到開始姿勢（**圖14**）。若習慣此鍛鍊之後，從最終活動度的位置將手肘移到半空中，努力保持主動的上提，可鍛鍊肌肉，得到更佳的成效。

調整姿勢

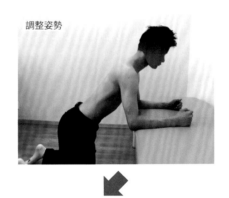

緩慢地抬高肩關節，在活動度
末端保持 5 秒鐘

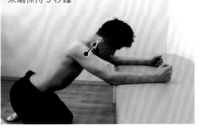

主動上提肩關節，在活動度
末端保持 5 秒鐘

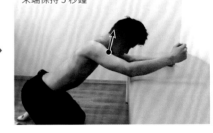

圖14：目的為擴大上提活動度的鍛鍊

手肘要固定，一邊伸展背部一邊將身體往後方下移，相對的肩關節要上提。在舒服的伸展痛之活動度末端保持約5秒左右，接著回到開始姿勢。若習慣此鍛鍊之後，從最終活動度的位置將手肘移到半空中，努力保持主動的上提，可鍛鍊肌肉，得到更佳的成效。

2）目的為擴大水平屈曲活動度的鍛鍊

用健側的手抓住患側的手肘，將肩膀上提90°的狀態設為開始姿勢。接著將手肘推近健側的肩膀，在活動度末端保持5秒鐘之後，回到開始姿勢（**圖15**）。若習慣此鍛鍊之後，從活動度末端的位置放開用健側抓住的手肘，努力保持主動的水平屈曲，可鍛鍊肌肉，得到更佳的成效。

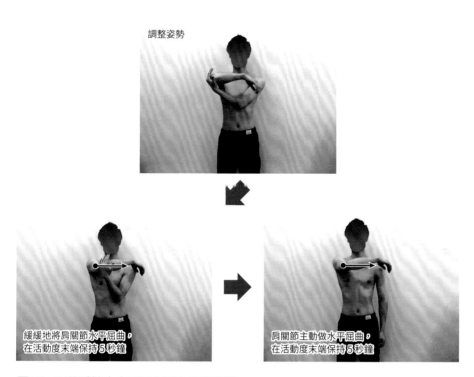

調整姿勢

緩緩地將肩關節水平屈曲，在活動度末端保持5秒鐘

肩關節主動做水平屈曲，在活動度末端保持5秒鐘

圖15：目的為擴大水平屈曲活動度的鍛鍊

用健側的手抓住患側的手肘，將肩膀上提90°的狀態設為開始姿勢。接著將手肘推近健側的肩膀。在出現舒服伸展痛的活動度末端保持5秒鐘之後，回到開始姿勢。若習慣此鍛鍊之後，從活動度末端的位置放開用健側抓住的手肘，努力保持主動的水平屈曲，可鍛鍊肌肉，得到更佳的成效。

6

緩解期的治療思維與運動治療

3）目的為擴大綁頭髮動作活動度的鍛鍊

跪在桌子一旁，將手肘置於桌子邊緣的狀態設為開始姿勢。接著一邊伸展背部一邊下壓身體，逐漸擴展肩膀。在活動度末端保持5秒鐘，接著回到開始姿勢（圖16）。若習慣此鍛鍊之後，便在活動度末端的位置將手肘移開桌面，可鍛鍊肌肉，得到更佳的成效。

調整姿勢

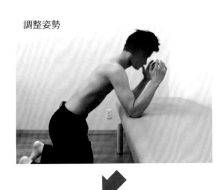

肩關節緩緩呈現綁頭髮動作，
在活動度末端保持 5 秒鐘

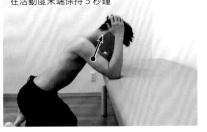

肩關節主動做綁頭髮動作，
在活動度末端保持 5 秒鐘

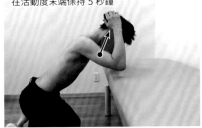

圖16：目的為擴大綁頭髮動作活動度的鍛鍊

跪在桌子一旁，將手肘置於桌子邊緣的狀態，一邊伸展背部一邊下壓身體，逐漸擴展肩膀。在出現舒服伸展痛的活動度末端保持5秒鐘，接著回到開始姿勢。若習慣此鍛鍊之後，便在活動度末端的位置將手肘移開桌面，可鍛鍊肌肉，得到更佳的成效。

4）目的為擴大內收活動度的鍛鍊

　　將雙手在身體背後握住毛巾的狀態設為開始姿勢。接著用健側的手拉扯手中的毛巾。在活動度末端保持5秒鐘，接著回到開始姿勢（**圖17**）。若習慣此鍛鍊之後，便在活動度末端位置放開毛巾，努力主動保持內收，可鍛鍊肌肉，得到更佳的成效。

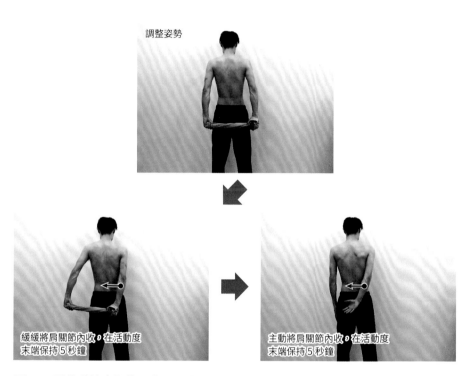

調整姿勢

緩緩將肩關節內收，在活動度
末端保持5秒鐘

主動將肩關節內收，在活動度
末端保持5秒鐘

圖17：目的為擴大內收活動度的鍛鍊

將雙手在身體背後握住毛巾的狀態，用健側的手拉扯手中的毛巾。在出現舒服伸展痛的活動度末端保持5秒鐘，接著回到開始姿勢。若習慣此鍛鍊之後，便在活動度末端的位置放開毛巾，努力主動保持內收，可鍛鍊肌肉，得到更佳的成效。

5）目的為擴大手伸向腰背活動度的鍛鍊

　　將清洗背部般在身體後方拿著毛巾的狀態（健側在上，患側在下）設為開始姿勢。接著用健側的手將毛巾往上拉。在活動度末端保持5秒鐘，接著回到開始姿勢（圖18）。若習慣此鍛鍊之後，便在活動度末端的位置放開毛巾，努力主動保持手伸向腰背姿勢，可鍛鍊肌肉，得到更佳的成效。

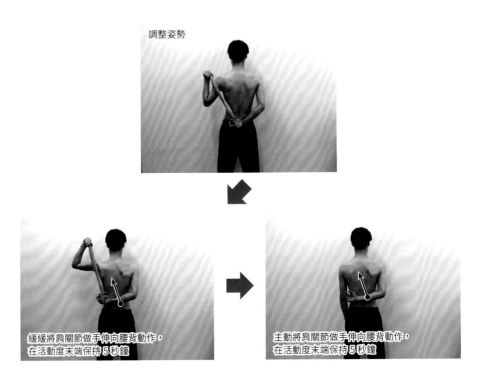

圖18：目的為擴大手伸向腰背活動度的鍛鍊
在清洗背部般在身體後方拿著毛巾的狀態（健側在上，患側在下），用健側的手將毛巾往上拉。在出現舒服伸展痛的活動度末端保持5秒鐘，接著回到開始姿勢。若習慣此鍛鍊之後，便在活動度末端的位置放開毛巾，努力主動保持手伸向腰背姿勢，可鍛鍊肌肉，得到更佳的成效。

6）目的為擴大外旋活動度的鍛鍊

　　站在牆壁一旁，彎曲手肘，將手放在牆面的狀態設為開始姿勢。接著將軀幹往手臂的反方向旋轉，扭動肩膀。在活動度末端保持5秒鐘，接著回到開始姿勢（圖19）。若習慣此鍛鍊之後，便在活動度末端的位置努力保持主動的外旋，可鍛鍊肌肉，得到更佳的成效。

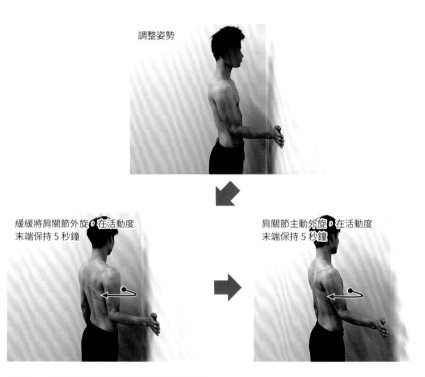

圖19：目的為擴大外旋活動度的鍛鍊

站在牆壁一旁，彎曲手肘，在手放在牆面的狀態，將軀幹往手臂的反方向旋轉，扭動肩膀。在出現舒服伸展痛的活動度末端保持5秒鐘，接著回到開始姿勢。若習慣此鍛鍊之後，便在活動度末端的位置努力保持主動的外旋，可鍛鍊肌肉，得到更佳的成效。

彙整

　　緩解期與時好時壞的攣縮期不同，能夠感覺運動治療的成效，由於沒有明確的定義，缺乏與攣縮期明顯的界線，因此必須判斷轉變的時期。此時的判斷方法，有肩肱關節的活動度增加、疼痛的改善、伸展痛的變化等，是自覺症狀及他覺症狀回到原本狀態的「恢復」。

　　雖然希望可在緩解期積極進行運動治療及居家鍛鍊，不過果然需要理解功能解剖而加以應對。確實評估纖維化及沾粘的組織，因應其組織的治療，有助於獲得良好的成效。

　　另外，活動度沒有改善的情況，重要的是找出代償性動作，做適度的運動指導。筆者認為基於功能解剖進行理論性的說明，讓患者注意，是身為物理治療師應該具備的能力。

參考文獻

1) 皆川洋至, 他：解剖. 最新整形外科学大系 肩関節・肩甲帯 13. 高岸憲二・他（編） 中山書店. 2006. pp2-14.

2) 秋田恵一：肩の機能解剖. 実践 反復性肩関節脱臼. 菅谷啓之（編）, 金原出版株式会社. 2010, pp20-28.

3) 林典雄：機能解剖学的触診技術 上肢 第 2 版, MEDICAL VIEW. 2011, pp16-44, 108-133, 154-247.

4) Minagawa H, et al:Humeral attachment of the supraspinatus and infraspinatus tendons:An anatomical study. Arthroscopy 14:302-306, 1998.

5) Mochizuki T, et al:Humeral Insertion of the supraspinatus and infraspinatus;new anatomical findings regarding the footprint of the rotator cuff. J Bone Joint Surg AM 90:962-969, 2008.

6) 望月智之, 他：棘下筋腱の肉眼解剖および組織学的研究－ delamination の発生部位の検討－. 肩関節 32（3）:497-500, 2008.

7) Arai R, et al:Subscapularis tendon tear;an anatomical and clinical investigation. Arthroscopy 24:997-1004, 2008.

8) 吉村英哉, 他：烏口上腕靭帯の肩甲下筋腱付着部に関する解剖学的研究：その意義について. 肩関節 35（3）:7-7-710, 2011.

9) 加藤敦夫, 他：棘下筋の形態とその神経支配における解剖学的解析. 肩関節 33:257-259, 2009.

10) 高瀬勝巳, 他：烏口鎖骨靭帯の解剖学的特徴（第 2 報）. 肩関節 34(3):591-594, 201

11) Clark JM, et al:Tendons, ligament, and capsule of the rotator cuff;Gross and microscopic anatomy. J Bone Joint Surg Am 74:713-725, 1992.

12) 吉村英哉, 他：小胸筋の停止についての解剖学的研究. 肩関節 31:217-219, 2007.

13) Kato K, et al:Innervation of the levator scapulae, the serratus anterior, and the rlomboideus in crab-eating macaques and its morphological significance. Anat Anz 157:43-55, 1984.

14) 林典雄：機能解剖学的触診技術 下肢, MEDICAL VIEW. 2006, pp240-242.

15) Moseley HF:The clavicle:its anatomy and function. Clin Orthop, 58:17-27, 1968.

16) Nobuhara K et al:Rotator interval lesion. Clin Orthop 223:44-50, 1987.

17) 佐志隆士, 他：肩関節の MRI, メジカルビュー. 2011, p148-159.

18) Vangness CT, et al:The Origin of the long head of the biceps from the scapula and glenoid labrum. J Bone Joint Surg 76-B:951-954, 1994.

19) 後藤英之, 他：肩甲骨関節窩関節唇および関節包の部位による組織学的および形態学的特徴. 肩関節 29（2）:239-242, 2005.

20) Habermeyer P, et al:Anterosuperior impingement of the shoulder as a result of

pulley lesions:A prospective arthroscopic study. J shoulder Elbow Surg, 13:5-12, 2004.

21) 望月智之, 他 : 肩関節鏡手術のための局所解剖 . 肩関節鏡視下手術 . 米田稔 , 文光堂 . 2010. pp10-16.

22) 梶田幸宏, 他 :CT 画像を用いたゼロポジション肢位における肩甲上腕関節内外旋可動域計測 . 肩関節 35（2）:295-298, 2011.

23) 西中直也, 他 : 運動連鎖からみた肩関節バイオメカニクス . 臨床スポーツ医学 29（1）:19-22, 2012.

24) 熊谷匡晃 : 関節鏡視下肩関節包全周切離術後の運動療法 . 整形外科運動療法ナビゲーション 上肢 . 林典雄 , 他 , MEDICAL VIEW. 2008, pp30-33.

25) Kumar VP , et al:The role of atmospheric pressure in stabilising the shoulder. An experimental study. J Bone Joint Surg Br 67:719-721, 1985.

26) Itoi E , et al:Intraarticular pressure of the shoulder:Arthroscopy 9:406-413, 1993.

27) 井樋栄二, 他 : 動揺肩のバイオメカニクス . MB Orthop 15（5）:11-16, 2002.

28) 皆川洋至, 他 : 肩の機能解剖と病態 . 肩関節鏡視下手術 . 米田稔（編）, 文光堂 . 2010, pp2-9

29) 山本宣幸, 他 : バイオメカニクス . 最新整形外科学大系 肩関節・肩甲帯 13. 高岸憲二・他（編）, 中山書店 . 2006. pp15-20.

30) Cooper D et al:Anatomy, histology, and vascularity of the glenoid labrum. An anatomical study, JBJS, pp46-52, 1992.

31) Castaing J, et al（井原秀俊ほか , 訳）: 図解 関節運動器の機能解剖 上肢・脊柱編 , 協同医書出版社 . 1986. pp18-21.

32) Saha AK:Dynamic stability of the glenohumeral joint. Acta Orthop Scand 42:491-505, 1993.

33) 杉本勝正 : 上腕二頭筋長頭・上腕三頭筋長頭の機能解剖と障害 . MB Med Reha, 73:79-84, 2006.

34) 杉本勝正 :Superior labrum anterior posteror（SLAP）lesion の鏡視下手術 . 整形外科 57（8）:890-896, 2006.

35) 信原克哉 : 肩 その機能と臨床 第 3 版 , 医学書院 , 2001.

36) Itoi E et al:Stabilizing function of the long head of the biceps in the hanging arm position. J Shoulder Elbow Surg 3:135-142, 1994.

37) Meyer AW:Spontaneous dislocation and destruction of tendon of long head of biceps brachii;fifty-nine instances. Arch Surg 17:493-506, 1928.

38) 新井隆三, 他 : 上腕二頭筋長頭腱の安定化機構 - 肩甲下筋腱 , 上関節上腕靭帯 , 烏口上腕靭帯の解剖学的構築 . 別冊整形外科 58:2-6, 2010.

39) Walch G, et al:Tears of the supraspinatus tendon associated with" hidden" lesions of the rotator interval. J shoulder Elbow Surg 3:353-360, 1994.

40) Ide J et al:Arthroscopic repair of traumatic combined rotator cuff tears involving the subscapularis tendon. J Bone Joint Surg 89-A:2378-2388, 2007.

41) Burkhart SS et al:Arthroscopic subscapularis tendon repair:technique and preliminary results, arthroscopy 18:454-463, 2002.

42) SOHIRER:Kinesiotherapy of the shoulder, john Wright & Sons, Bristol, 1967.

43) 山本龍二 : 肩周辺機構 . 関節外科 9（11）:75-84, 1990.

44) Lee TQ, et al:Release of the coracoacromial ligament can lead to glenohumeral laxity:A biomechanical study. J shoulder Elbow Surg, 10:68-72, 2001.

45) 伊藤陽一 , 他 : 鏡視下肩峰下除圧術と鎖骨遠位端切除術の適応と手術手技のコツ . 肩関節鏡視下手術 . 米田稔（編）. 文光堂 . 2010, pp92-99.

46) 林典雄 , 他 : 肩関節の機能解剖 . MB Med Reha 73:1-8, 2006. 451-455, 2009.

47) 西中直也 , 他 :X 線透視画像および三次元コンピュータモデルを用いた生体内動態解析による肩関節外転運動時の上腕骨頭偏位の検討 . 関節外科 28（11）:42-46, 2009.

48) 建道寿教 , 他 :Open MRI を用いた肩甲骨・肩甲上腕関節の動作解析−健常人・腱板断裂例の対比と近接触域の変化について−. 関節外科 28（11）:52-60, 2009.

49) 乾浩明 , 他 : モーションキャンプチャーシステムを用いた肩関節の三次元運動解析 . 関節外科 28（11）:10-14, 2009.

50) Inui H, et al:External rotation during elevation of the arm. Acta Orthop80（4）:

51) 壇順司 , 他 : 運動器の機能解剖 肩関節 7. 理学療法 21（8）:1012-1016, 2004.

52) 高濱照 , 他 : 運動器の機能解剖 肩関節 9. 理学療法 21（10）:1224-1228, 2004.

53) Cailliet R. 萩島秀男訳 : 軟部組織の痛みと機能障害 第 3 版 . 医歯薬出版株式会社 . 1998, pp1-117.

54) 沖田実 : 痛みの発生メカニズム−末梢機構 . ペインリハビリテーション . 三和書店 . 2011, pp134-177.

55) 石井邦雄 , 他 : 脊髄反射 . 人体機能生理学 改訂第 4 版 . 杉春夫（編）, 南江堂 . 2003, pp136-144.

56) Johansson H, et al:Pathophysiological mechanisms involved in genesis and spread of muscular tension in occupational muscle pain and chronic musculoskeletal pain syndromes:a hypothesis. Med Hypotheses 35:196-203, 1991.

57) 林典雄 : 膝関節拘縮に対する運動療法の考え方〜膝関節伸展機構との関連を中心に〜. The Journal of Clinical Physical Therapy 8:1-6, 2000.

58) 高橋雅人 : 筋の伸張および伸展性（粘弾性）改善の理学療法 . 筋機能改善の理学療法とそのメカニズム−理学療法の化学的基礎を求めて−. 望月久・他（編）. NAP. 2001, pp68-80.

59) 藤本大三郎 : コラーゲン物語 . 東京化学同人 . 1999, pp44-55, 73-100.

60) 須釜聡 : 関節固定が筋肉コラーゲンに及ぼす影響 . PT ジャーナル 29:345-348, 1995.

61) 藤井克之 , 他 : 骨 , 関節軟骨の老化とコラーゲン . 整形外科 32:416-424,

1981.

62) Fujii K:Aging of the collagen in human joint conponent;Changes in the reclucible cross link and solabilities. J Jpn Orthop Assoc 49:145-155, 1975.

63) 沖田実, 他:筋膜の変化に基づいた関節可動域制限. 関節可動域制限 - 病態の理解と治療の考え方. 沖田実（編）, 三輪書店. 2008, pp89-111.

64) Udaka J, et al:Disuse-induced preferential loss of the giant protein titin depresses muscle performance via abnormal sacromeric organization. J Gen Physiol 131:33-41, 2008.

65) 林典雄:肩関節拘縮の機能学的特性. 理学療法 21:357-564, 2004.

66) 伊藤文雄:筋感覚研究の展開. 協同医書出版社. 2000, pp33-103.

67) 黒川幸雄:疼痛の運動療法. 疼痛の理学療法. 鈴木重行・他（編）, 三輪書店. 1999, pp58-65.

68) 熊澤孝朗:痛みのメカニズム. 新医科学大系 第 7 巻 刺激の受容と生体運動. 石井威望・他（編集）. 中山書店. 1995, pp153-167.

69) Mense S, et al:Nociception from skeletal muscle in relation to clinical muscle pain. Pain 54:241-289, 1993.

70) 吉田徹, 他:いわゆる変形性関節症の疼痛について－骨内圧からの考察－. 整形外科 26（8）:745-752, 1975.

71) Mense S, et al:Responses in muscle afferent fibers of slow conduction velocity to contractions and ischaemia in the cat. J Physiol 342:383-397, 1983.

72) 林典雄・他:等尺性収縮を用いた肩関節 ROM 訓練. 理学療法学 17（5）:485-489, 1990.

73) 林典雄:肩関節拘縮の機能解剖学的特性. 理学療法 21（2）:357-364, 2004.

74) 林典雄, 他:肩関節の機能解剖. MB Med Reha 73:1-8, 2006.

75) 林典雄:機能解剖学的触診技術 上肢 第 2 版, MEDICAL VIEW. 2011, pp16-44, 108-133, 154-247.

76) Sharkey NA, et al:The rotator cuff opposes superior translation of the humeral head. Am J sports Med 23:270-275, 1995.

77) Halder AM, et al:Dynamic contributions to superior shoulder stability. J Orthop Res 19:206-212, 2001.

78) Mochizuki T, et al:Humeral Insertion of the supraspinatus and infraspinatus;new anatomical findings regarding the footprint of the rotator cuff. J Bone Joint Surg AM 90:962-969, 2008.

79) 皆川洋至, 他:腱板を構成する筋における筋性部分の構造について. 日整会誌 69（8）:S1642, 1995.

80) 井樋英二, 他:棘上筋の力学的特性. 日整会誌 69（8）:S1643, 1995.

81) 望月智之, 他:腱板筋群の構造と停止部の新しい解剖知見. 別冊整形外科 58:7-11, 2010

82) Mura N, et al:The effect of infraspinatus disruption on gleno-humeral torque and

superior migration of the humeral head:a biomechanical study. J shoulder Elbow Surg 12:179-184, 2003.

83) 望月智之, 他:棘下筋腱の肉眼解剖および組織学的研究－ delamination の発生部位の検討－. 肩関節 32（3）:497-500, 2008.

84) 黒岩共一:トリガーポイント鍼療法とマッサージの実際. 臨床家のためのトリガーポイントアプローチ. 医道の日本社. 2000, pp41-148.

85) 鵜飼建志, 他:投球障害肩の疼痛の解釈と治療. 整形外科リハビリテーション研究会誌 8, 25-28, 2005.

86) 皆川洋至, 他:腱板を構成する筋の筋内腱 - 筋外腱移行形態について. 肩関節 20:103-110, 1996.

87) Keating JF, et al:The relative strengths of the rotator cuff muscles. J Bone Joint Surg 75-B:137-140, 1993.

88) Symeonides PP:The significance of the subscapularis muscle in the pathogenesis of recurrent anterior dislocation of the shoulder. J Bone Joint Surg Br54:476-483, 1972.

89) Turkel SJ, et al:Stabilizing mechanisms preventing anterior dislocation of the glenohumeral joint. J Bone Joint Surg Am63:1208-1217, 1981.

90) 山本宣幸, 他:肩の機能解剖. 実践反復性肩関節脱臼. 菅谷啓之（編）, 金原出版株式会社. 2010, pp29-37.

91) Arai R, et al:Subscapularis tendon tear;an anatomical and clinical investigation. Arthroscopy 24:997-1004, 2008.

92) 佐藤達夫, 他:リハビリテーション解剖アトラス 第 1 版, 医歯薬出版株式会社, 2006.

93) 鵜飼建志, 他:広背筋部痛を訴える野球肩の発生原因に対する一考察. 東海スポーツ傷害研究会会誌 22:38-40, 2004.

94) 皆川洋至, 他:解剖. 最新整形外科学大系 肩関節・肩甲帯 13. 高岸憲二・他（編）中山書店. 2006. pp2-14.

95) Cooper D, et al:Anatomy, histology, and vascularity of the glenoid labrum. An Anatomical Study. J Bone Joint Surg Am 74:46-52, 1992.

96) Pagnani MJ, et al:Role of the long head of the biceps brachii in glenohumeral stability:a biomechanical study in cadaver. J shoulder Elbow Surg 5:255-262, 1996.

97) Andrews JR, et al:Glenoid labrum tears related to the long head of the biceps. Am J Sports Med 13:337-341, 1985.

98) Itoi E, et al:Stabilising function of the biceps in stable and unstable shoulders. J Bone Joint Surg Br 75:546-550, 1993.

99) Itoi E, et al:Dynamic anterior stabilisers of the shoulder with the arm in abduction. J Bone Joint Surg Br 76:834-836, 1994.

100) 佐志隆士, 他:肩関節の MRI, メジカルビュー. 2011, p200-216.

101) 林典雄, 他：結帯動作時に生じる肘関節外側及び前腕外側部痛について. 整形外科リハビリテーション研究会誌 7:41-43, 2004.

102) 杉本勝正, 投球障害肩のメカニズムと画像診断. 復帰をめざすスポーツ整形外科. 宗田大, メジカルビュー社. 2011, pp26-31.

103) 丹羽滋郎, 他：骨・関節疾患と一関節筋, 二・多関節筋との関わり. メディカルストレッチング. 金原出版株式会社. 2008, pp23-72

104) Nishi S:Miologio de la Japano. Statistikaraportoprimuskolanomaliojcejapa noj. Ⅲ. Muskoloj de trunko（1）. Med Sci 2:109-121, 1953.

105) 秋田恵一：肩甲帯の解剖から見た肩こり・痛み. 肩のこり・痛みの診かた治しかた. 菅谷啓之（編）, 全日本病院出版社. 2011, pp6-14.

106) RahmanH, et al:An anomalous cleido-occipital muscle. ActaAnat 150:156-158, 1994.

107) 林典雄, 他：胸郭出口症候群に対する運動療法とその成績について. The Journal of Clinical Physical Therapy 7:6-9, 2004.

108) 横須賀均, 他：僧帽筋欠如の1例. 岩医大歯科誌 7:88-92, 1982.

109) 見目智紀, 他：僧帽筋の機能－僧帽筋欠損症2例からの考察－. 肩関節 33:571-574, 2009.

110) 林典雄：機能解剖学的触診技術 上肢 第2版, MEDICAL VIEW. 2011, pp108-133, 202-222.

111) 林典雄, 他：肩関節の機能解剖. MB Med Reha 73:1-8, 2006.

112) 山口光圀, 他：肩関節, Cuff-Y exercise. 整形外科理学療法の理論と技術. 山嵜勉（編）, メジカルビュー社. 2001, pp202-251.

113) Hamada J, et al:A cadaveric study of serratus anterior muscle and long thoracie nerve. JSES 17:790-794, 2008.

114) 加藤清忠, 他：肩甲挙筋、菱形筋および前鋸筋の形態学的解析. 解剖誌 53:229-256, 1978.

115) 壇順司, 他：運動器の機能解剖 肩関節7. 理学療法 21（8）:1012-1016, 2004.

116) WiaterJM, et al:Long thoracic nerve injury. ClinOrthop 368:17-27, 1999.

117) 信原克哉：肩 その機能と臨床 第3版, 医学書院, 2001.

118) 和田卓郎, 他：モーション解剖アトラス 上肢・体幹. 青木光広（編）, MEDICALVIEW. 2008, pp2-35.

119) 浜田純一郎：肩こりの文化的背景および原発性肩こりの診察と治療法. 菅谷啓之（編）, 全日本病因出版社. 2011, pp42-47.

120) 山崎正博, 他：肩甲挙筋背側迷束, 特にその神経分布様式. 解剖誌 57:97-104, 1982.

121) 島田幸造：神経麻痺／損傷. 肩の外来. 越智隆弘・他（編）, MEDICALVIEW. 2002, pp169-178.

122) Ludewig PM, et al:Alterations in shoulder kinematics and associated muscle activity in people with symptoms of shoulder impingement 80:276-291, 2000.

123）Lukasiewicz AC, et al:Comparison of 3-dimensional scapular position and orientation between subjects with and without shoulderimpingement. J Orthop Sports PhysTher 29:574-583, 1999.

124）Borstad JD, et al:The effect of long versus short pectoralis minor resting length on scapular kinematics in healthy individuals. J Orthop Sports PhysTher 35:227-238, 2005.

125）細居雅敏：胸郭出口症候群牽引型に対する運動療法．整形外科運動療法ナビゲーション 上肢．林典雄，他，MEDICAL VIEW. 2008, pp26-29.

126）北村齢男，他：胸郭出口症候群．MB Orthop 23（3）:15-22, 2010.

127）Finley MA, et al:Effect of sitting posture on 3-dimensional scapular kinematics measured by skin-mounted electromagnetic tracking sensors. Arch Phys Med Rehabil 84:563-568, 2003.

128）Ide J, et al:Compression and stretching of brachial plexus in thoracicoutlet syndrome:correlation between neuroradiographic findings and signs and symptoms produced by provocation manoeuvres. J Hand Surg 28-B:218-223, 2003.

129）玉井和哉：病態・診断．関節外科 30:14-19, 2011.

130）林典雄，他：夜間痛を合併する肩関節周囲炎の可動域制限の特徴とX線学的検討．The Journal of Clinical Physical Therapy 7:1-5, 2005.

131）小西池泰三，他：肩峰下滑液包の圧測定－夜間痛との関連－．日整会誌 73:S461, 2000.

132）森俊仁：上肢機能障害とリハビリテーション（肩・肘）．MB Med Reha 6:24-29, 2001

133）宇高千恵：五十肩のADLとQOL. 臨床リハ 18:695-702, 2009